Prof. Dr. med. Jael Backe

Schwangerschaft ist keine Krankheit

Prof. Dr. med. Jael Backe

Schwangerschaft ist keine Krankheit

Welche Ratschläge und
Untersuchungen Schwangere
wirklich brauchen

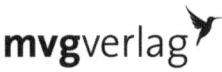

Bibliografische Information der Deutschen Nationalbibliothek:
Die Deutsche Nationalbibliothek verzeichnet diese Publikation in der
Deutschen Nationalbibliografie; detaillierte bibliografische Daten sind im Internet über
http://d-nb.de abrufbar.

Für Fragen und Anregungen:
jaelbacke@mvg-verlag.de

1. Auflage 2012

© 2012 by mvg Verlag, ein Imprint der Münchner Verlagsgruppe GmbH,
Nymphenburger Straße 86
D-80636 München
Tel.: 089 651285-0
Fax: 089 652096

Redaktion: Dr. Doortje Cramer-Scharnagl, Edewecht
Umschlaggestaltung: Pamela Günther, München
Umschlagabbildung: © Jamie Grill/Tetra Images/Corbis
Satz: Georg Stadler, München
Druck: CPI – Ebner & Spiegel, Ulm
Printed in Germany

ISBN Print 978-3-86882-269-4
ISBN E-Book (PDF) 978-3-86415-255-9

Weitere Informationen zum Verlag finden Sie unter
www.mvg-verlag.de
Beachten Sie auch unsere weiteren Verlage unter
www.muenchner-verlagsgruppe.de

Inhalt

»Fürchte dich nicht Maria, du hast Gnade bei Gott gefunden.
Siehe, du wirst schwanger werden und einen Sohn gebären,
und du sollst ihm den Namen Jesus geben.«

(Lukas 1, 28-31)

»Mit jeder routinemäßigen Entnahme von Blut oder anderen Säf-
ten (...) wird der Verdacht geweckt, dass etwas vorliegen könnte
(...).
Einfach ›guter Hoffnung‹ zu sein, das genügt nicht mehr.«

(Duden 1998)

Vorwort

In fast allen Bereichen der heutigen Medizin kümmern sich Ärzte um kranke Menschen. Sie bemühen sich darum, Krankheiten zu heilen, zu helfen oder zumindest bestehende Symptome zu lindern. Das ärztliche Bemühen in diesen medizinischen Fachgebieten steht unter dem negativen Vorzeichen von Leid, Schmerz, Angst und Verlust. Immer mehr Menschen werden psychisch krank, leiden an Depressionen oder Angststörungen. Krebserkrankungen wie Darmkrebs oder Prostatakrebs nehmen zu. Auch in der Frauenheilkunde sind diese eher traurigen Themen leider dauernd präsent.

Vor diesem Hintergrund ist es ein Privileg, als Arzt oder Ärztin gesunde junge Frauen wie Sie durch die Schwangerschaft begleiten zu dürfen. Hier steht alles unter einem positiven, freudigen Vorzeichen: Ein neues Lebewesen wächst heran.

Es geht um konstruktives Planen, freudiges Erwarten, um »In-sich-wachsen-Lassen« und um das, was man früher »guter Hoffnung sein« nannte. Die ärztliche Begleitung der schwangeren Frauen von der Feststellung der Schwangerschaft, dem gemeinsamen Sehen der ersten kindlichen Herzaktionen im Ultraschall, dem ersten Verspüren von kindlichen Bewegungen durch die werdende Mutter und dem Wahrnehmen von physiologischen Veränderungen des mütterlichen Körpers bis hin zur beginnenden Wehentätigkeit ist eine erfüllende, verantwortungsvolle Aufgabe. Auch und gerade wenn sich im Verlauf der Schwangerschaft Komplikationen ergeben, entsteht im Laufe von etwa acht bis neun Monaten eine vertrauensvolle Beziehung zwischen schwangerer Frau und Arzt, die in eventuellen weiteren Schwangerschaften eine Vertiefung erfährt.

So schön könnte die Begleitung schwangerer Frauen sein … Doch leider trifft dieses rosarote Bild der Schwangerenvorsorge immer weniger zu. Die Schwangerschaft ist ein normaler Zustand im Leben einer Frau, in dem die Schwangere grundlegende Umstellungsprozesse an Leib und Seele erfährt. Schwangerschaft ist eben nur ein »anderer Umstand« und kein krankhafter Umstand in einem Frauenleben. Die Schwangerschaft wird von der derzeitigen Medizin zunehmend zu einer grundlegend gefährdeten Lebenssituation erklärt, zu einer Situation, in der zahlreiche Risiken die Schwangerschaft oder die Schwangere bedrohen. Schwangerschaft ist heute ohne das Wort »Risiko« nicht mehr denkbar.

Dieses Thema wird sich durch alle Bereiche Ihres neuen Alltags als Schwangere ziehen: Bakterien in der Nahrung, der angebliche Vitaminmangel, Ihr Alter, Ihr Körpergewicht, Bewegungsmangel, zu hoher Blutzucker und vieles mehr – all dies wird als Risiko hervorgehoben. Eine Schwangerschaft wird heutzutage von ärztlicher Seite überwacht wie eine schwere chronische Erkrankung.

Wen wundert es, dass die »gute Hoffnung« sich ganz langsam aus der Schwangerschaft verabschiedet und einer allgemeinen Risikoangst und grundlegenden Besorgnis schwangerer Frauen Platz macht? Doch wer propagiert diese Risiken? Das sind wir Ärzte selbst, und dazu alle Schwangerschaftsdienstleister sowie unzählige Arten von Beratern, die sich um den einträglichen Markt der Schwangerschaft scharen.

Eines Tages fragte ich mich, wie viel von dem, was ich selbst schwangeren Frauen mitteile, zu dieser Verängstigung beiträgt. Ich bin aus rechtlichen Gründen verpflichtet, über zahlreiche sogenannte Schwangerschaftsrisiken aufzuklären. Selbst wenn ich den Risikogedanken nicht verbreiten will, *muss* ich beispielsweise eine Schwangere über 35 Jahren über das altersabhängige Fehlbildungsrisiko des Babys aufklären. Das verlangt das Gesetz. Ich sitze als Ärztin in der Aufklärungsfalle und ziehe die werdende Mutter gleich mit hinein.

In meiner täglichen Praxis beobachte ich, wie viele schwangere Frauen grundlegend verunsichert und unnötig verängstigt sind. Über ihnen schwebt der Dämon des Risikos. Dies brachte mich auf den Gedanken, ein Buch zu diesem Thema zu verfassen. Dieses Buch will kein Ratgeber sein – davon gibt es schon mehr als genug –, sondern das exakte Gegenteil: ein Anti-Ratgeber, der Ihnen Mut macht, sich aus dem Risikodenken aller professionellen und selbstberufenen »Rat-Geber« zu befreien.

Und noch etwas begann mich zu beschäftigen: Wie viele Untersuchungen der Routinevorsorge sind eigentlich sinnvoll? Seit Jahren führe ich im Rahmen der Schwangerenvorsorge Urin- und Blutanalysen durch, von denen ich nicht einmal weiß, ob sie tatsächlich aussagekräftig sind. Ich stecke als Ärztin im Laufrad der blinden, vorschriftsmäßigen Routine. Deswegen hinterfrage ich in diesem Buch auch den Sinn und die Aussagekraft einiger Untersuchungen, die die Mutterschafts-Richtlinien vorschreiben. Um es vorwegzunehmen: Es gibt hier viele Untersuchungen, die nicht notwendig wären, und ebenso viele, die nicht aussagekräftig sind. Und dennoch werden diese tagtäglich bei Tausenden von Schwangeren durchgeführt.

Wir Ärzte machen das alles mit – wir sind nur noch blinde Vollzugsorgane. Das Problem liegt hier allerdings nicht nur beim einzelnen Arzt, sondern ist vielmehr ein grundlegendes Thema unseres Gesundheitswesens. Dazu gehört unter anderem die wesentliche Frage: Wie weit sollte sich die Vorsorgemedizin mit ihren Interessen in Ihre Individualsphäre als schwangere Frau einmischen dürfen, wie sehr darf das, was wir in der Vorsorge erreichen können, zu einer Norm für alle werden?

Ich für meinen Teil will mit diesem Buch nicht nur versuchen, der aktuell praktizierten Schwangerenvorsorge in Deutschland einen kritischen Impuls zu geben. Ich möchte Ihnen Mut machen, selbstbewusst und kritisch an der Schwangerenvorsorge teilzunehmen. Ich möchte Sie ermuntern, sich nicht von allen erdenklichen Risiken erdrücken zu lassen, sondern die gute Hoffnung in sich wachsen zu lassen.

Prof. Jael Backe, im Sommer 2012

Kapitel 1

Urin- und Blutuntersuchung – welche sind sinnvoll?

Zu viele Bakterien im Urin, zu wenig Eisen im Blut – über unsinnige Untersuchungen und unnötige Behandlungen in der Schwangerschaft

»Die Medizin unseres Jahrhunderts hat ein prinzipielles Monopol auf das Wissen beansprucht, aufgrund dessen sie Normwidrigkeit erst bestimmen, dann erkennen und schließlich behandeln kann.«
(Duden 2002a)

Ihr Start in die Schwangerenvorsorge

Wenn Sie als schwangere Frau zur Vorsorgeuntersuchung in die gynäkologische Praxis kommen, erhalten Sie einen Becher und werden gebeten, diesen mit frischem Mittelstrahl-Urin zu füllen und im Labor der Praxis abzugeben. Dort taucht eine Praxismitarbeiterin möglichst zeitnah einen Teststreifen hinein und liest ab, ob das vermehrte Auftreten von Blut, Eiweiß, Zucker, weißen Blutkörperchen, Nitrit und Ascorbinsäure im Urin angezeigt wird. Das Ergebnis wird bei jeder Vorsorgeuntersuchung in Ihrem Mutterpass notiert und vom Arzt interpretiert. So sehen es die Mutterschafts-Richtlinien vor (G-BA 2012). Doch es können sich Situationen daraus ergeben, die zu unsinnigen Therapien führen. Lassen Sie mich dies an zwei Beispielen aus der Praxis erläutern.

Fallbeispiel: Carina K., 24 Jahre

Carina K. ist zum ersten Mal schwanger und 21 Schwangerschaftswochen weit. Bisher gab es keine Besonderheiten im Schwangerschaftsverlauf. Sie ist gesund und hatte noch nie eine Erkrankung der Nieren oder der Harnblase. Carina kommt zur Vorsorgeuntersuchung in meine Praxis und gibt wie gewöhnlich ihren Urin ab. Die Indikatorfelder der Teststreifen zeigen an, dass in Carinas Urin vermehrt weiße Blutkörperchen und Nitrit vorhanden sind, auch die roten Blutkörperchen sind gering erhöht. Dies wird im Mutterpass vermerkt. Hat sie eine Blasenentzündung?

Ich befrage sie nach typischen Beschwerden wie Brennen beim Wasserlassen, häufigem Harndrang oder auffallendem Geruch des Urins. Sie verneint dies, es geht ihr gut. Auf meine Frage, wie viel sie täglich trinkt, gibt sie einen knappen Liter an. Heute hat sie erst einen halben Liter getrunken. Es ist Sommer und sehr warm draußen. Deswegen vermute ich, dass ihre heutige Trinkmenge zu gering war, sie hat viel geschwitzt. Der Urin ist sehr konzentriert, sieht dunkelgelb aus. Wir vereinbaren, dass sie noch einmal zur Urinkontrolle kommen soll, nachdem sie mindestens 2 Liter Wasser oder Tee getrunken hat. Bei dieser zweiten Urinuntersuchung sehen wir einen klaren, hellen Urin. Die Teststreifen zeigen keinen Farbumschlag an.

Was folgern wir daraus? Die Aussage der Urinteststreifen wird durch die Trinkmenge beeinflusst. Ein verdünnter Urin wird durch diese Streifen eher als »gesund« bewertet, ein konzentrierter Urin kann fälschlicherweise als Blasenentzündung gedeutet werden. Die Teststreifen sind in ihrer Aussage nicht zuverlässig.

Fallbeispiel: Annabell W., 30 Jahre

Annabell W. erwartet ihr drittes Kind. Sie ist in der 32. Schwangerschaftswoche. Auch sie war bisher immer gesund und alle bisherigen Schwangerschaften verliefen ohne Besonderheiten. Sie stellt sich heute zum ersten Mal in meiner Praxis vor, da sie vor wenigen Wochen von einer anderen Stadt hierher umgezogen ist und eine neue Frauenärztin braucht. Bei der Durchsicht ihres Mutterpasses fällt mir auf, dass Annabell schon dreimal Antibiotika verordnet wurden, weil die Urinuntersuchung einen auffälligen Befund ergeben hatte.

Im Gespräch mit mir gibt sie an, niemals Beschwerden gehabt zu haben, die für eine Blasenentzündung typisch gewesen wären. Es erfolgten immer nur Teststreifen-Untersuchungen und eine mikroskopische Analyse des Urins durch das Personal der früheren Frauenarztpraxis. Eine bakteriologische Untersuchung war zu keinem Zeitpunkt durchgeführt worden. Auch hatte bisher kein Arzt eine sogenannte Urinkultur angelegt, mit der man den Erregertyp bestimmen und dessen Empfindlichkeit auf Antibiotika testen kann.

Ich bin überzeugt, dass die Antibiotika, die Annabell verschrieben wurden, mit großer Wahrscheinlichkeit unnötig waren, weil die durchgeführte Urindiagnostik vollkommen unzulänglich war. Dafür hatte sie durch den Einsatz von Penicillin eine hartnäckige Pilzinfektion und Durchfälle entwickelt.

Urinuntersuchung: eine »schwierige diagnostische Aufgabe«?

In den aktuellen Leitlinien der Arbeitsgemeinschaft der wissenschaftlichen medizinischen Fachgesellschaften (AWMF) zu Harnwegsinfektionen heißt es: »Trotz ihrer Häufigkeit und Bedeutung in der täglichen Praxis stellt die korrekte Feststellung, ob eine Harnwegsinfektion vorliegt, eine schwierige diagnostische Aufgabe dar.« (AWMF-Leitlinie Nr. 043/044).

Das ist schon eine unglaubliche Aussage, wenn man daran denkt, dass die sogenannte Harnschau oder Uroskopie von der Antike bis in die frühere Neuzeit hinein eines der wichtigsten Diagnosemittel der Medizin darstellte. Damals war die Beurteilung des Urins ein zentrales Mittel, um Rückschlüsse auf die »Mischung der Körpersäfte« und zugrunde liegende Erkrankungen zu ziehen. Dass noch heute, im hoch technisierten 21. Jahrhundert, die Diagnose eines Harnwegsinfektes Probleme bereiten soll, ist erstaunlich. Im Folgenden werden wir sehen, dass diese »diagnostischen Probleme« Auswirkungen auf die Qualität der Schwangerenbetreuung haben.

Antibiotika – oft überflüssig oder zu unspezifisch

Berichte wie diejenigen von Annabell und Carina sind keine Einzelfälle. Ähnliches geschieht tagtäglich in der Schwangerenvorsorge. Die Fallbeispiele sind repräsentativ für ein Vorgehen, das in den Mutterschafts-Richtlinien verbindlich vorgegeben ist und von jedem Frauenarzt so durchgeführt werden muss.

In ganz Deutschland kommt es auf diese Weise dazu, dass viele Schwangere immer wieder zu Urinkontrollen genötigt werden und Antibiotika verschrieben bekommen, die überhaupt nicht nötig wären.

Auf der anderen Seite werden tatsächliche Harnwegsinfektionen häufig gar nicht oder zu spät erkannt. Zudem werden die antibiotischen Substanzen meist ungezielt, das heißt ohne Austestung verschrieben. Und dies mit allen Folgeerscheinungen einer verfrühten ungezielten Antibiotika-Therapie, wie

- Pilzinfektionen im Magen-Darm-Trakt und im Genitalbereich,
- gestörte Darmflora,
- Resistenzentwicklung der Bakterien, sodass die Antibiotika, wenn es wirklich nötig wäre, nicht mehr wirksam sind.

Die Erreger von Harnwegsinfektionen sind in Deutschland immerhin schon in hohem Maße resistent gegen das in der Schwangerschaft am häufigsten verwendete Antibiotikum Ampicillin. In einer großen Studie, die in urologischen und frauenärztlichen Praxen von neun europäischen Ländern sowie Brasilien durchgeführt wurde, lag die Resistenzrate in Deutschland für Ampicillin bei ganzen 67 Prozent (AWMF-Leitlinie Nr. 043/044).

Haben Sie eine »asymptomatische Bakteriurie«?

In der Schwangerschaft verändert sich der weibliche Organismus auf verschiedene Art. Die Veränderungen begünstigen das Auftreten von Harnwegsinfektionen:

- Die Durchblutung der Nieren steigt um 30 bis 40 Prozent an, wodurch der Urin stärker verdünnt wird. Die Konzentration entzündungshemmender Substanzen im Urin nimmt damit ab.
- Die Harnröhre ist in der Schwangerschaft deutlich erweitert. So können Bakterien leichter nach oben in die Blase aufsteigen.
- Während der Schwangerschaft kommt es zu einer spezifischen Unterdrückung des Immunsystems. Daher sind Blase und Nieren anfälliger für Infektionen.

Nun ist es so, dass eine Harnwegsinfektion in der Schwangerschaft nicht einfach ignoriert werden darf. Manche Studien weisen darauf hin, dass möglicherweise ein Zusammenhang zwischen einer solchen Infektion und der Entstehung einer sogenannten Präeklampsie besteht (AWMF-Leitlinie Nr. 043/044). Das ist eine Erkrankung, die mit erhöhtem Blutdruck und vermehrter Eiweißausscheidung im Urin einhergeht. Es gibt auch Untersuchungen, die einen Zusammenhang zwischen Bakterien im mütterlichen Urin und niedrigem Geburtsgewicht des Kindes sowie Frühgeburtlichkeit nahelegen.

Aus diesen Gründen stellt die Schwangerschaft einen Sonderfall in der Urindiagnostik und in der Behandlung von Harnwegsinfektionen dar: Während bei gesunden nicht schwangeren Frauen das bloße Vorhandensein von Bakterien im Urin nicht behandlungsbedürftig ist, wird von den Fachgesellschaften für Sie als Schwangere ausdrücklich die Behandlung mit Antibiotika gefordert, wenn in Ihrem Urin Bakterien nachgewiesen werden. Das gilt auch für den Fall, dass Sie gar keine Symptome wie Brennen beim Wasserlassen, häufiges Wasserlassen, blutigen Urin oder ununterdrückbaren Harndrang haben. Man spricht in diesen Fällen von der sogenannten asymptomatischen Bakteriurie (AWMF-Leitlinie Nr. 043/044). In Europa, in Amerika und in Australien besteht laut Studienergebnissen bei 4 bis 7 Prozent aller Schwangeren eine derartige asymptomatische Bakteriurie.

Laut Leitlinien soll die symptomlose Bakterienausscheidung im Urin in der Schwangerschaft behandelt werden, um schwerwiegende Folgen für Mutter und Kind zu verhindern. Da es sich in diesem besonderen Fall um eine Situation handelt, bei der körperliche Beschwerden fehlen, hängt die Entscheidung zur Behandlung mit Antibiotika ausschließlich von den Ergebnissen der Urinuntersuchung ab – es handelt sich um eine reine Labordiagnose.

Leider ist es so, dass Ärzte hier nur die erhobenen Laborwerte behandeln und nicht Sie als Patientin. Es ist nicht mehr wichtig, Ihnen zuzuhören, Sie zu beobachten und zu untersuchen. Allein das Lesen von Laborwerten steht im Mittelpunkt, und diese werden häufig noch nicht einmal mit aussagekräftigen Methoden erhoben.

Das ist die Hauptursache des geschilderten Problems: Wenn der Einsatz von Antibiotika bei der asymptomatischen Bakteriurie ausschließlich von einem Laborwert abhängt und nicht von Ihren Beschwerden, dann muss der Urintest auch qualitativ sehr hochwertig und aussagekräftig sein. Nur so kann die Fehldiagnose oder Übertherapie vermieden werden. Die heute vorwiegend angewendeten Urinteststreifen können diese Anforderung aber mit Sicherheit nicht erfüllen.

Was sagen dazu die Mutterschafts-Richtlinien in ihrer aktuellsten Fassung? Sie schreiben vor, dass alle vier Wochen der Mittelstrahl-Urin auf Eiweiß, Zucker und Sediment (Betrachtung der festen Bestandteile des zentrifugierten Urins unter dem Mikroskop) untersucht werden muss. Eine bakteriologische Untersuchung wird nur bei auffälliger Krankengeschichte oder auffälligem Sedimentbefund gefordert.

Über die Ungenauigkeit der Urindiagnostik mit Teststreifen und Mikroskopie

Tatsache ist, dass von niedergelassenen Frauenärzten, Hebammen und Kliniken im Rahmen der Schwangerenvorsorge fast ausschließlich Schnellteststreifen für die Urinanalyse eingesetzt werden. Die sogenannten bakteriologischen Untersuchungen werden selten angewendet, denn sie sind zu umständlich und zu teuer. Sie sind in den Mutterschafts-Richtlinien auch nicht näher spezifiziert worden.

Das kann so nicht ausreichen. Mit meiner Kritik bin ich nicht alleine. Die Verwendung der Urinteststreifen wird auch in der aktuellen S3-Leitlinie »Harnwegsinfektionen«, die im Juni 2010 veröffentlicht wurde und von mehreren Fachgesellschaften gemeinsam erstellt wurde, sehr kritisch bewertet (AWMF-Leitlinie Nr. 043/044). Dort steht: »Die in der Praxis in der Regel durchgeführten Streifentests haben nur eine geringe Sensitivität [Anm. d. Autorin: Entdeckungsrate] von 14 Prozent bis 50 Prozent für eine symptomlose Bakterienausscheidung im Urin in der Schwangerschaft.« Daher reiche der alleinige Einsatz der Streifentests nicht aus, um eine asymptomatische Bakteriurie zu diagnostizieren. Eine qualitativ hochwertige Urindiagnostik kann ausschließlich mit einer Urinkultur durchgeführt werden. So steht es auch in den Leitlinien, die aber einschränken, dass eine solch hochwertige Diagnostik, standardmäßig bei allen Schwangeren angewendet, »weder ökonomisch sinnvoll noch im Alltag praktikabel« sei. (AWMF-Leitlinie Nr. 043/044).

Im Klartext: Eine wirklich aussagekräftige Urindiagnostik ist zu teuer und für die ärztliche Routine zu aufwendig.

Ein Ausweg aus dieser Situation wäre es, mindestens einmal in der Schwangerschaft eine Urinkultur anzulegen. Bislang ist ein solches Vorgehen nicht geplant. Laut Auskunft des Instituts für Qualität und Wirtschaftlichkeit im Gesundheitswesen (IQWiG) auf meine Anfrage wurde »dieses Thema noch nicht bearbeitet«.

Stattdessen empfiehlt die aktuelle Leitlinie zur Urindiagnostik eine zweite Urinuntersuchung »unter optimalen Bedingungen«, um eine unnötige Behandlung mit Antibiotika zu vermeiden. Damit könne die Rate der falsch-positiven Proben – das sind Proben, die eine Krankheit anzeigen, obwohl die Patientin gar nicht erkrankt ist – um bis zu 40 Prozent reduziert werden. Es geht hier also um eine Menge falscher Testergebnisse bei der Urinanalyse. Es geht darum, dass der Urin fälschlicherweise als mit Bakterien infiziert bezeichnet wird. Und es geht damit um zahlreiche unnötige Behandlungen mit Antibiotika. Obwohl die Leitlinie »Harnwegsinfektionen« bereits vor mehr als einem Jahr veröffentlicht wurde, hat sich an dieser Routine der Schwangerenvorsorge in Deutschland nichts geändert.

Fazit: Zahlreiche falsch-positive Urinproben – ein unglaublich hoher Prozentsatz von Antibiotikatherapien, die nicht notwendig wären. Das ist ein starkes Stück Vorsorgemedizin! Auf der anderen Seite werden Frauen, die tatsächlich einen Harnwegsinfekt haben, aufgrund der minderwertigen diagnostischen Methoden häufig nicht oder zu spät behandelt. Bei der derzeitigen Situation der Schwangerenvorsorge bleibt Ihnen da als Schwangere nur,

- Harnwegsinfektionen selbst vorzubeugen (z. B. ausreichend trinken, warmhalten),
- selbst auf Anzeichen einer Infektion zu achten (z. B. Brennen beim Wasserlassen) und
- es kritisch zu hinterfragen – vielleicht sogar um eine Bakterienkultur zu bitten –, wenn Ihr Arzt Ihnen wegen einer symptomlosen Bakteriurie Antibiotika verschreiben will.

Wie viel Eisen brauchen Sie als schwangere Frau?

Eisen ist ein essenzielles, lebensnotwendiges Spurenelement. Es erfüllt wichtige Funktionen bei der Blutbildung, beim Aufbau von Muskelzellen und Eiweißprodukten, und es ist an zahlreichen Stoffwechselfunktionen beteiligt. In der Schwangerschaft ist Eisen essenziell für die Entwicklung des Zentralnervensystems Ihres ungeborenen Kindes. Als Schwangere benötigen Sie etwa 1000 Milligramm zusätzliches Eisen: Das Ungeborene und der Mutterkuchen brauchen 350 Milligramm, weitere 650 Milligramm werden für die Blutbildung und Blutverluste bei der Geburt verbraucht. Eisen ist für schwangere Frauen wichtig.

Das Spurenelement kommt in tierischen und pflanzlichen Lebensmitteln vor, wobei das tierische Eisen besser vom menschlichen Darm aufgenommen werden kann als pflanzliches. Die Aufnahme von Eisen wird durch Vitamin C gefördert und durch schwarzen Tee und Kaffee vermindert. Verzehrstudien haben gezeigt, dass Jungen und Männer aller Altersgruppen, wohl aufgrund des hohen Fleischkonsums, gut bis allzu gut mit Eisen versorgt sind. Frauen nach den Wechseljahren sind gut versorgt, jüngere Frauen liegen etwas unter den Zufuhrempfehlungen.

Bei einem ausgeprägten Mangel an Eisen entsteht eine Blutarmut (Anämie). Neben dem Eisenmangel gibt es weitere Ursachen für Anämien. Etwa 50 Prozent aller Anämien entstehen durch Folsäure- und Vitamin-B_{12}-Mangel, Blutungen oder bestimmte Erkrankungen wie Malaria.

Man geht davon aus, dass in Europa etwa 20 Prozent der jungen Frauen an einer Eisenmangelanämie leiden. Zu den Symptomen gehören Blässe, Müdigkeit, Herzrasen, Schwindel und die Neigung, ohnmächtig zu werden. Zudem können sich Menschen mit Eisenmangel schlechter konzentrieren. Aber auch Depressionen und das Syndrom der unruhigen Beine, das sogenannte Restless-legs-Syndrom, werden mit einem Eisenmangel in Verbindung gebracht.

Man sagt, dass eine starke Anämie mit Hämoglobinwerten unter 6 Gramm pro Deziliter in der Schwangerschaft zu einer erhöhten Fehlgeburtsrate, zu kindlichen Entwicklungsstörungen und zur Frühgeburtlichkeit führen kann (www.dgho-onkopedia.de). Bei einem mütterlichen Hämoglobinwert unter 9 Gramm pro Deziliter kann es zum verlangsamten Wachstum des Babys im Mutterleib kommen und man geht davon aus, dass das Risiko für eine Fehl- oder Frühgeburt erhöht ist (Scholl et al. 1992, Breymann 2011).

An dieser Stelle sei ausdrücklich darauf hingewiesen, dass ein leichter bis mittelschwerer mütterlicher Eisenmangel nicht zu einem Abfall des kindlichen Hämoglobinwertes führt, weil der kindliche Organismus in der Schwangerschaft bevorzugt versorgt wird (www.dgho-onkopedia.de). Zudem wurde beobachtet, dass sich ungeborene Kinder von Müttern, die schon lange unter einem chronischen Eisenmangel leiden und sich bereits gut an diese Situation anpassen konnten, völlig problemlos und ohne Mangelerscheinungen entwickeln (Breymann 2011).

Neuere Untersuchungen geben Hinweise darauf, dass es in der Schwangerschaft ein wichtiges Zeitfenster gibt, in dem ein Eisenmangel sich besonders stark auf die Entwicklung des Ungeborenen auswirkt: Es handelt sich um den Zeitraum von kurz vor der Befruchtung bis zum Ende des dritten Schwangerschaftsmonats. Dabei ist der Zeitpunkt wichtiger als das Ausmaß des Eisenmangels (Mihaila et al. 2011).

Aber wie viel Eisen braucht eine schwangere Frau? Ist es wirklich angebracht, den Frauen aus unserem europäischen Kulturkreis des Überflusses die gleichen Dosis-Empfehlungen auszusprechen wie Frauen aus den

Entwicklungsländern, die sehr viel häufiger unter einer Eisenmangelanämie leiden?

Zu viel Eisen ist schädlich

Das Bundesinstitut für Risikobewertung (BfR) hat Tabellen zur Risikobewertung von Vitaminen und Mineralstoffen vorgelegt, in denen der Mineralstoff Eisen mit der Risikokategorie »hoch« bewertet wird. Das bedeutet, dass bei Eisen nur ein geringer Abstand besteht zwischen der empfohlenen täglichen Dosis und der täglichen Dosis-Obergrenze, die gerade noch höchstwahrscheinlich keine Gefährdung darstellt (www.bfr.bund.de). Das BfR informiert darüber, dass im Zusammenhang mit eisenhaltigen Medikamenten und Nahrungsergänzungsmitteln das Risiko einer Überdosierung in akuter oder chronischer Form besteht. Akut treten Eisenvergiftungen vor allem bei Kindern auf. Diese reagieren mit Erbrechen, Durchfall, Fieber, Nieren- und Leberschäden. Chronische Schäden bei langfristiger hoch dosierter Einnahme von Eisen erhöhen das Risiko für Herzerkrankungen und für bösartige Tumoren.

Eine wissenschaftliche Untersuchung zeigt, dass schwangere Frauen unter einer Gabe von 30 Milligramm Eisen pro Tag wesentlich häufiger Bluthochdruck entwickeln als eine Kontrollgruppe ohne Eisenmedikation (Ziaei et al. 2007). Eine weitere warnende Stimme bezüglich der Eisenmedikation in der Schwangerschaft kommt von dem Kinderarzt Professor Bernfried Leiber, der aufgrund international veröffentlichter Studien auf den Zusammenhang von Eiseneinnahme und Zinkmangel hinweist. Unter Eisenmedikation sinkt die Aufnahme von Zink im Darm schwangerer Frauen. Zink ist ein wichtiges essenzielles Spurenelement, das bei der Produktion von über 300 lebenswichtigen Eiweißstoffen notwendig ist. Der Kinderarzt sieht einen Zusammenhang zwischen Zinkmangel in der Schwangerschaft und späterer Entwicklungsstörungen des Ungeborenen. Insbesondere die Entstehung einer Neurodermitis im Kleinkindalter wird als mögliche Folge beschrieben (O'Brien 2000, Leiber 2001).

Eine umfassende Untersuchung befasste sich mit den Auswirkungen und der Sicherheit von vorsorglich gegebenem Eisen bzw. Eisen mit Folsäure in der

Schwangerschaft. Sie wertete 49 Studien zu diesem Thema mit über 23 000 untersuchten schwangeren Frauen aus (Pena-Rosas und Viteri 2009). Zwei wichtige Ergebnisse lieferte diese Untersuchung:

1. Die Autoren fanden, dass verbesserte mütterliche Eisenwerte keinen Einfluss auf die vorgeburtliche kindliche Entwicklung, das kindliche Geburtsgewicht, auf Frühgeburtlichkeit und mütterliche oder kindliche Infektionen hatten.

2. Zudem beobachteten sie, dass unter täglicher Eisengabe die mütterlichen Hämoglobinwerte im zweiten und dritten Schwangerschaftsdrittel auf zu hohe Werte anstiegen.

Da man die Risiken dieses zu hohen Eisenwertes in der Schwangerschaft noch nicht abschätzen kann, empfehlen die Autoren dieser großen Studie, dass man die Routine der Eisengabe an schwangere Frauen überdenken sollte. *Dies möchte auch ich hier zu bedenken geben: Weniger künstlich zugeführtes Eisen in der Schwangerschaft wäre in vielen Fällen besser als zu viele unkritisch eingesetzte Eisenmedikamente.*

»Mangel« verkauft sich gut

Warum hört und liest man eigentlich immer nur vom Eisenmangel? Jede Apothekenzeitschrift, jeder Schwangerschaftsratgeber, jedes Internetforum und auch die Lehrbücher strotzen geradezu vor Werbung für Eisenprodukte und vor Mahnungen bezüglich des drohenden Eisenmangels. Das Thema Mangel verkauft sich einfach besser als das Thema Übermaß. Wieso thematisiert eigentlich keiner die Risiken der Eisenüberladung? Ich wundere mich, mit welcher unreflektierten »Arzneiroutine«[1] fast jede Schwangere im Laufe der Schwangerschaft mindestens ein Rezept für ein Eisenpräparat erhält, wenn der Hämoglobinwert im Blut »zu niedrig«

---

1 Der sehr anschauliche Begriff der Arzneiroutine wurde übrigens von Friedrich Graf geprägt, der in seinem Buch *Kritik der Arzneiroutine bei Schwangeren und Kleinkindern* aus einem homöopathischen Blickwinkel Kritik an der Verordnungspraxis seiner ärztlichen Kollegen äußert (Graf 2010).

ausfällt. Im Folgenden werde ich erläutern, warum zahlreiche Schwangere entweder unnötig mit Eisenpräparaten »gefüttert« werden und andere schwangere Frauen mit einer wirklichen Anämie unerkannt bleiben.

Eine Frage der Definition: Was ist eine Schwangerschaftsanämie?

Laut Mutterschafts-Richtlinien soll zur Erfassung einer Anämie in der Schwangerschaft im Abstand von jeweils vier Wochen der Hämoglobinwert bestimmt werden. Wenn er weniger als 11,2 Gramm pro Deziliter beträgt, soll eine Zählung der roten Blutkörperchen erfolgen. Dies wird in Deutschland von allen Ärzten und Hebammen so praktiziert. Doch dieses empfohlene bzw. vorgeschriebene Vorgehen ist nicht sinnvoll und medizinisch unprofessionell.

Der Hintergrund: Wenn Sie schwanger sind, ändert sich die Zusammensetzung Ihres Blutes, um die Versorgung Ihres ungeborenen Kindes gewährleisten zu können. Das ist in jeder Schwangerschaft so. Die Masse der roten Blutkörperchen nimmt um 30 Prozent zu, das Blutplasma (der flüssige Anteil des Blutes) nimmt hingegen um 50 Prozent zu. Auf diese Weise wird das Blut verdünnt – man nennt das »Verdünnungsanämie« (Breymann 2011). Diese wurde früher auch als »physiologische Anämie«, also als eine in der Schwangerschaft »normale Anämie« bezeichnet: Ein Abfall des Hämoglobinwertes um 2 bis 4 Gramm pro Deziliter ist in diesem Zusammenhang normal und sinnvoll.

Der unterste Hämoglobinwert, der in der Schwangerschaft stadienabhängig noch »normal« ist, liegt laut Leitlinien in den ersten drei Monaten der Schwangerschaft bei 11 Gramm pro Deziliter, im vierten bis neunten Monat sinkt er sogar auf 10 Gramm pro Deziliter ab. Ein solcher Hämoglobinwert wäre bei einer Nicht-Schwangeren deutlich zu niedrig. Erst bei Werten unterhalb dieser Grenzen spricht man von einer »echten« Schwangerschaftsanämie.

Wieso steht denn das in keinem Schwangerschaftsratgeber und in so wenigen Lehrbüchern? Aus welchem Grund werden so oft zu hohe Normwerte zugrunde gelegt? Weshalb wird überall ein Eisenmangel beschworen, der alle Schwangeren bedroht? Aus welchem Grund wird von Experten empfohlen, ausnahmslos allen Schwangeren prophylaktisch Eisen in einer Dosis von 30 bis 40 Milligramm pro Tag zu geben (Kainer 2011)?

Es kommt mir so vor, als ob viele Frauenärzte und Hebammen gar nicht wissen, dass diese Blutverdünnung in der Schwangerschaft normal ist und dass für Schwangere niedrigere Hämoglobin-Normwerte existieren. Stattdessen wenden sie die Normwerte von Nicht-Schwangeren an. Sogar in Lehrbüchern für Geburtshilfe werden teilweise definitiv falsche Angaben zu den Hämoglobin-Normwerten gegeben – sie sind für Schwangere viel zu hoch.

Achten Sie auf Laborkosmetik

Regelmäßig erlebe ich, dass Schwangere Eisenpräparate empfohlen und verschrieben bekommen, obwohl sie einen für die Schwangerschaft völlig normalen Hämoglobinwert haben. Ein niedriger Laborwert löst beim Arzt – ohne nachzudenken – den Reflex »Rezept ausstellen« aus. Das ist ein klassischer Fall von Arzneiroutine, der Ärzte allzu oft unterliegen. Sie bedenken nicht, dass manche Veränderung von Laborwerten einen tieferen Sinn und eine bestimmte Funktion im Organismus haben könnte. Diese blinde Arzneiroutine ist das Erste, was junge Ärzte in ihrer Ausbildung lernen. Ein solches oberflächliches Korrigieren angeblich »abnormer« Laborwerte durch Verabreichen von Medikamenten wird hintergründig auch als »Laborkosmetik« bezeichnet. Es handelt sich um ein unüberlegtes, oberflächliches Retuschieren von Werten, ein Annähern an eine angeblich standardisierte Norm, die gar nicht mehr überprüft oder hinterfragt wird.

»Fragen Sie bloß keinen Apotheker!«

Vermutlich wurden Sie als Schwangere in der Apotheke bereits auf frei verkäufliche Eisenpräparate angesprochen. Nicht zu Unrecht betitelte die *Frankfurter Allgemeine Zeitung* kürzlich einen medizinkritischen Artikel zum Thema Nahrungsergänzungsmittel mit: »Fragen Sie bloß keinen Apotheker!« (Rüschemeyer 2011). Diese Eisenpräparate sind nicht gut verträglich. Sie verursachen unter anderem Übelkeit, Magendruck, Aufstoßen, Verdauungsprobleme, Verstopfung und eine Schwarzfärbung des Stuhlgangs und der Zähne.

Das Bundesinstitut für Risikobewertung warnt ausdrücklich: »Die Einnahme von Eisen in Form von Nahrungsergänzungsmitteln sollte daher nur nach diagnostizierter Unterversorgung und in Absprache mit einem Arzt geschehen.« (www.bfr.bund.de)

Wann ist Eisen sinnvoll?

Es ist nicht zu bestreiten, dass der Eisenbedarf in der Schwangerschaft erhöht ist. Der Tagesbedarf einer schwangeren Frau ab dem vierten Monat beträgt 20 bis 30 Milligramm (www.uni-hohenheim.de). Als gesunde schwangere Frau können Sie das Eisendefizit im Normalfall durch eine verbesserte Aufnahme von Eisen im Darm, durch vermehrte Bindung von Eisen an Transportproteine im Blut und durch Freisetzung von Eisen aus dem Eisenspeicher ausgleichen.

Die internistischen Leitlinien sprechen ganz deutlich aus, dass eine prophylaktische Eiseneinnahme in der Schwangerschaft bei normaler Ernährung nicht nötig ist.

Erst dann, wenn Ihre Eisenaufnahme im Darm vermindert ist, Ihre Ernährung arm an Eisen ist oder wenn Ihre Eisenspeicher bereits zu Beginn der Schwangerschaft leer sind, dann kann es zur echten Eisenmangelanämie kommen. Diese muss behandelt werden, um Sie und Ihr Kind vor gesundheitlichem Schaden zu bewahren. Auch hier wäre es eine wichtige Aufgabe aller Frauenärzte und Hebammen, über eisenreiche Nahrungsmittel und schonende Zubereitung derselben zu beraten, statt einfach kritiklos mit Eisenmedikamenten um sich zu werfen, die nebenbei bemerkt der Pharmaindustrie Umsätze in Milliardenhöhe bescheren.

Ein Problem der Diagnostik: Ist der Hämoglobinwert aussagekräftig?

Wie bereits erwähnt, soll laut Mutterschafts-Richtlinien alle vier Wochen in der Schwangerschaft der Hämoglobinwert bestimmt werden, um eine mütterliche Anämie feststellen zu können. Es gibt jedoch begründete Zweifel daran, ob der Hämoglobinwert den geeigneten Parameter darstellt, um einen

Eisenmangelzustand zu erkennen. In der aktuellen Leitlinie »Eisenmangel und Eisenmangelanämie« der Deutschen Gesellschaft für Hämatologie und Onkologie heißt es: »Den ›besten Eisenparameter‹ gibt es nicht.« (www.dgho-onkopedia.de). Dort findet man vielmehr die Empfehlung, mehrere Parameter zu kombinieren. Im Vergleich zu den anderen empfohlenen Parametern wie Ferritin ist der Hämoglobinwert wesentlich weniger empfindlich und wird erst in der Endphase eines Eisenmangels auffällig. In einer Studie konnte gezeigt werden, dass bei einem Hämoglobinwert von 12 Gramm pro Deziliter bereits bei der Hälfte der Untersuchten ein leerer Eisenspeicher vorlag (Milman et al. 2006).

Da die Standarduntersuchungen nur den Hämoglobinwert erheben, werden echte Eisenmangelzustände in der Schwangerschaft häufig nicht rechtzeitig erkannt.

Darüber hinaus wird in der ärztlichen Praxis der Hämoglobinwert sehr häufig aus der Fingerbeere der Patientin entnommen und sofort mit einem kleinen Analysegerät ausgewertet. Dieses weitverbreitete Vorgehen unterliegt zahlreichen Störfaktoren. Es liefert erwiesenermaßen in bis zu 20 Prozent unzuverlässige Messwerte, die nicht die tatsächliche Eisensituation der Schwangeren widerspiegeln. Besser wäre die Blutentnahme aus der Vene zur Ermittlung. Hierzu gibt es aber derzeit keine Standards.

Wir halten fest: Deutschlandweit wird meist keine ausreichende Diagnostik geleistet, um eine Blutarmut während der Schwangerschaft frühzeitig zu erkennen. Und selbst wenn Ihr Arzt dies wollte, hätte er ein Problem: Die Erhebung des Ferritinwertes beispielsweise kommt ihn teuer zu stehen, da dies keine zulässige Leistung der gesetzlichen Krankenkassen für Frauenärzte ist. Statt einer hochwertigen Diagnostik des Eisenstoffwechsels in der Schwangerschaft wird die Realität durch veraltete und wenig aussagekräftige Testmethoden verschleiert.

Ein Blick »über den Zaun der Gynäkologen« hin zu den Internisten und Laborärzten wäre ratsam. Die Überarbeitung der Mutterschafts-Richtlinien zu diesem Thema ebenso. Doch auf meine Anfrage beim zuständigen Institut für Qualität und Wirtschaftlichkeit im Gesundheitswesen (IQWiG), ob Untersuchungen zur Überprüfung der derzeitigen Qualität der Eisenanalytik durchgeführt wurden oder ob Derartiges geplant sei, antwortete man mir:

»Dieses Thema ist noch nicht bearbeitet.« Es interessiert leider offensichtlich keinen.

So ergibt sich eine festgefahrene, wenig selbstkritische ärztliche Routine, die Ihnen als Schwangere nicht zuträglich ist. Einerseits werden häufig zu hohe Normwerte zugrunde gelegt, die eine zu rasche Verordnung von Eisenpräparaten nach sich ziehen. Auf der anderen Seite sind die bestimmten Laborparameter nicht empfindlich genug, sodass ein echter Eisenmangelzustand erst sehr spät erkannt wird. Es wäre wünschenswert, dass Frauenärzte zu Beginn der Schwangerschaft den Eisenspeicher mithilfe des Ferritinwertes bestimmen dürften. Dann könnte ein eventueller Eisenmangel in einem frühen Schwangerschaftsstadium erkannt und behandelt werden.

Bevor Sie als Schwangere ein Eisenpräparat zu sich nehmen, sollten Sie und Ihre Ärzte sicher sein, dass dies wirklich erforderlich ist. Auch welche Diagnostik wirklich aussagekräftig ist, sollte geklärt und abgesprochen sein.

Fazit: Als Schwangere sind Sie gut beraten, Nahrungsergänzungsmittel und die angeblich unbedenklichen Eisenpräparate auf keinen Fall kritiklos zu schlucken. Die beste Vorsorge gegen einen Eisenmangel ist

- eine regelmäßige, gezielt eisenreiche, ausgewogene Ernährung bereits in der Frühschwangerschaft
- mit vielen frischen Kräutern, roten Gemüsesorten und Johannisbeeren,
- am besten in Kombination mit einem Schluck Orangensaft, der reich an Vitamin C ist,
- kombiniert mit der gelegentlichen Aufnahme von tierischem Eisen aus Fleisch und Fisch.

Kapitel 2

Brauche ich in der Schwangerschaft zusätzliche Vitamine?

Vitamine, Folsäure & Co.: Was soll und muss ich als Schwangere schlucken? Die Schwangerschaft als Verkaufsargument der Pharmaindustrie

»Deine Nahrungsmittel seien deine Heilmittel.« (Hippokrates)

»Eine Arznei darf nicht auf Spekulationen gegründet werden, sondern sie soll auf einem wahrhaftigen Anzeigen und Lehren begründet sein.« (Paracelsus)

Fallbeispiel: Kristina F., 22 Jahre

Kristina F. kommt in meine Sprechstunde. Sie ist zum ersten Mal schwanger und in der siebten Schwangerschaftswoche. Seit einigen Tagen leidet sie unter einem stark juckenden Ausschlag am Körper, vor allem am Bauch sowie an Oberarmen und Oberschenkeln. Es haben sich Quaddeln gebildet und es sind deutliche Kratzspuren zu sehen. Besonders nachts quält sie der Juckreiz so stark, dass sie kaum schlafen kann.

Kristina berichtet, dass der Ausschlag im Zusammenhang mit der Einnahme von Tabletten aufgetreten sei, die sie seit einer Woche einnehme. Diese seien ihr in der Apotheke als Nahrungsergänzung für die Schwangerschaft empfohlen worden. Ich bitte sie, mir das Präparat zu zeigen, und sie packt eine mittelgroße Schachtel aus ihrer Handtasche aus. Das Mittel enthält folgende Inhaltsstoffe:

1. Vitamine: Vitamin C, Vitamin E, Vitamin B_1, Vitamin B_2, Nicotinamid, Vitamin B_6, Vitamin B_{12}, Vitamin K_1, Vitamin D_3, Folsäure, Pantothensäure, Biotin

2. Mineralstoffe, Spurenelemente, Mikronährstoffe: Calcium, Magnesium, Selen, Eisen, Zink, Kupfer, Molybdän, Chrom, Jod, natürliches Betacarotin

3. Essenzielle Fettsäuren: Omega-3-Fettsäuren, Docosahexaensäure (DHA), Eicosapentaensäure (EPA)

4. Probiotika: Milchsäurebakterienkultur aus Lactococcus lactis, Lactobacillus casei, Lactobacillus acidophilus, Bifidobacterium bifidum

Wir besprechen miteinander, das Präparat sofort abzusetzen, da es sich bei dem Ausschlag an Kristinas Körper am ehesten um eine allergische Reaktion auf einen der zahlreichen Inhaltsstoffe des Nahrungsergänzungsmittels handelt. Stattdessen rate ich zur Einnahme eines Präparates, das nur Folsäure und Jod enthält. Gegen den Juckreiz empfehle ich ihr lokale Umschläge mit schwarzem Tee, bei Bedarf ein Gel. Nach einigen Tagen blasst der Ausschlag ab, und nach etwa zwei Wochen sind Jucken und rote Pünktchen am Körper wieder komplett verschwunden.

Vorsicht bei »Schwangerschaftsvitaminen«

Was sich bei Kristina ereignet hat, geschieht immer wieder, und vielleicht kennen Sie das Problem schon aus eigener Erfahrung. Allergische Reaktionen auf Nahrungsergänzungsstoffe oder »Schwangerschaftsvitamine«, die viel zu viele Inhaltsstoffe haben, sehe ich wöchentlich in meiner Praxis. Manche schwangeren Frauen nehmen aus übertriebener Vorsicht sogar mehrere verschiedene Nahrungsergänzungsmittel zu sich. Sie wollen alles richtig machen. Sie informieren sich in Zeitschriften, Schwangerschaftsratgebern oder im Internet. Jeder, den sie fragen, erzählt ihnen, dass »Schwangerschaftsvitamine« sehr wichtig seien. Diese Berater sind Freundinnen,

Verwandte, Apotheker, Hausärzte, Hebammen und nicht zuletzt auch Frauenärzte.

Es vergeht kaum eine Woche in der frauenärztlichen Praxis ohne den Besuch eines Pharmavertreters, der mit zahlreichen Musterpäckchen und Hochglanzprospekten beladen ist und Nahrungsergänzungsmittel für Schwangere bewirbt. Da werden angebliche Studien, Statistiken, pharmazeutische Gutachten und Qualitätskontrollen zugunsten der eigenen Firma vorgelegt. Nebenbei wird meist ein geradezu peinlicher Schnickschnack an sinnlosen Werbegeschenken an der Rezeption verteilt, um mit firmeneigenen Kugelschreibern, Teetassen, Taschenkalendern & Co. Produkt-Placement zu betreiben.

Für Sie und Ihr ungeborenes Kind sind dabei die folgenden Fragen entscheidend: Wie sinnvoll und wie unbedenklich sind derartige Nahrungsergänzungsmittel für Ihre Gesundheit in der Schwangerschaft? Und weiter: Welche Inhaltsstoffe benötigen Sie überhaupt?

»Vitamine unter Verdacht« – Wie (un-)gefährlich sind Vitamine?

Im Oktober 2008 gab das National Cancer Institute der Vereinigten Staaten den vorzeitigen Abbruch der sogenannten SELECT-Studie nach 5,4 Jahren bekannt. Dabei handelt es sich um eine Studie, in der überprüft wurde, inwieweit Selen und Vitamin E der Entstehung von Tumoren vorbeugen können. Das Zwischenergebnis der Studie zeigte, dass Vitamin E und Selen Männer nicht vor Prostatakrebs schützen. Unter täglichen Vitamin-E-Dosen von 400 Internationalen Einheiten (IE) stieg das Risiko hierfür sogar um 13 Prozent an. Die Zahl der Neuerkrankungen an Diabetes mellitus war unter Selen um 7 Prozent erhöht (Lippmann et al. 2009).

Bereits eine frühere Studie hatte ein vermehrtes Auftreten von Herzmuskelschwäche unter Einnahme von Selen und Vitamin E gezeigt (Sesso et al. 2008). Eine weitere Vitaminstudie mit insgesamt 230 000 Teilnehmern hatte ein Ansteigen der Sterblichkeit unter Vitamin E beschrieben. »Wir haben keine überzeugenden Belege dafür gefunden, dass diese Mittel die Sterblichkeit verringern«, resümierten die Mediziner. Und mehr noch: »Betacarotin, Vitamin A und Vitamin E erhöhen die Sterblichkeit.« (Bjelakovic et al. 2007).

Auch die aktuelle *Iowa Women's Health Study* mit mehr als 41 000 Amerikanerinnen im Alter zwischen 55 und 69 Jahren ergab einen Anstieg der Sterblichkeit bei Einnahme der untersuchten Nahrungsergänzungsstoffe (Eisen, Magnesium, Zink, Kupfer, Folsäure, Multivitaminpräparate und Vitamin B_6). Am deutlichsten zeigte sich dies bei der Einnahme von Eisen (Mursu et al. 2011). Im Kommentar zu der Studie hieß es:»Wir können die Einnahme von Vitaminen und Mineralstoffen als präventive Maßnahme nicht empfehlen, zumindest nicht bei einer gut ernährten Bevölkerung.«

All diese Studien legen nahe: Vitamine nützen in vielen Fällen nichts, sie können sogar schädlich sein.

Gerd Antes, der namhafte Leiter des deutschen Cochrane Zentrums[2] in Freiburg, sagte dazu:»Wenn der Nutzen der Vitaminzusätze so eindeutig wäre, wie immer behauptet wird, müssten die vielen Studien längst klare Belege dafür liefern. Die fehlen allerdings bisher.« (zit. n. Bartens 2008) Noch klarer formuliert es Christian Steffen vom Bundesinstitut für Arzneimittel und Medizinprodukte (BfArM, zit. n. Bartens 2008):»Verbraucher werden in die Irre geführt. Sie denken, sie tun sich mit den Vitamintabletten etwas Gutes. Aber das Gegenteil ist der Fall.«

Die Interessen der Pharmaindustrie

Irgendetwas läuft da grundlegend falsch in puncto Vitamineinnahme. Die warnenden Expertenstimmen mehren sich – und trotzdem nehmen in Deutschland rund 20 Millionen Menschen Nahrungsergänzungsmittel ein; wenn man den Blick ausweitet auf Nordamerika und Europa, sollen es bis zu 160 Millionen sein (Friebe 2008).

---

2 Die weltweit tätige und anerkannte Cochrane Collaboration hat das Ziel, aktuelle medizinische Informationen zu therapeutischen Fragen wissenschaftlich auszuwerten und der Allgemeinheit zur Verfügung zu stellen. Damit sollen Medizinern Entscheidungen erleichtert und Patienten aufgeklärt werden. Sie ist eine gemeinnützige Organisation.

Der Grund für dieses Missverhältnis: Hinter den Nahrungsergänzungsmitteln stehen immense Industrieinteressen. In Deutschland wird der Markt für diese Produkte laut Focus *auf mindestens 1 Milliarde Euro pro Jahr geschätzt.*

Nahrungsergänzungspräparate unterliegen übrigens im Gegensatz zu Arzneimitteln keiner Zulassungspflicht. Sie müssen lediglich beim Bundesamt für Verbraucherschutz und Lebensmittelsicherheit (BVL) registriert werden. Für den Verkauf von Nahrungsergänzungsmitteln muss nicht einmal der Nutzen des betreffenden Präparates nachgewiesen werden. Es ist ausreichend, wenn der hygienische Standard eingehalten wird.

Weder in Deutschland noch auf internationaler Ebene existieren verbindliche Höchstmengen für sämtliche Inhaltsstoffe dieser Nahrungsergänzungsmittel. Diese Präparate haben einen niedrigen Herstellungspreis und – dem guten Marketing sei Dank – einen hohen Verkaufspreis. Die Gewinnspanne für die Pharmaunternehmen ist also in diesem Sektor sehr hoch.

Ihre Schwangerschaft als Verkaufsargument

Das Hauptwerbeargument der Pharmafirmen ist der »Vitaminmangel«, an dem wir alle – und insbesondere Sie als schwangere Frau – angeblich leiden. Die Schwangerschaft ist ein sehr lukrativer Markt für die Pharmafirmen. Aufgrund der Tatsache, dass Schwangere wie Sie ein hohes Verantwortungsbewusstsein für das Ungeborene haben und oft fürchten, es schlecht zu versorgen, sind Sie und alle Schwangeren willkommene, leichte »Opfer« für die eigennützigen Botschaften der Pharmaindustrie. Deren subtile Methodik tut ein Übriges.

Der Mythos vom Vitaminmangel

Bei ausgewogener Ernährung benötigt ein gesunder Mensch, auch eine schwangere Frau, mit Ausnahme von Folsäure keine zusätzlichen Vitamine in Form von Nahrungsergänzungsmitteln.

Laut einer Untersuchung der Deutschen Gesellschaft für Ernährung (DGE) ist der Vitamin-C-Gehalt in Orangen in den vergangenen 50 Jahren konstant geblieben, ebenso bei Kartoffeln. Bei Äpfeln schwanken die Werte hingegen jahreszeitlich bedingt (www.esowatch.com). Es gibt demnach keinen Verlust an Nährstoffen in diesen Lebensmitteln, wie es oft kolportiert wird.

Eine Gruppe von Lebensmittelchemikern der Universität Kaiserslautern fand in ihren Untersuchungen keine Hinweise darauf, dass es bei einer ausgewogenen Ernährung zu einer Unterversorgung des Körpers mit Vitaminen und Mineralstoffen kommt (www.esowatch.com). Für eine medizinisch begründete Therapie mit Nahrungsergänzungsmitteln gibt es nur wenige Ausnahmen: Dazu gehören Alkoholismus (Vitamin-B_{12}-Mangel) oder Erkrankungen, die eine besondere Diät erfordern.

Wie berät Ihr Arzt Sie zu diesem Thema?

Es sollte selbstverständlich sein, dass Ihr Arzt Ihnen keine unnötigen Multivitaminpräparate weitergibt, mit denen die Praxen regelrecht geflutet werden. Ärzte sollten generell klar Stellung nehmen und ihre Patientinnen kritisch beraten, welche Präparate in der Schwangerschaft sinnvoll und unbedenklich sind, um die zahlreichen von den Unternehmen lancierten Internetseiten zu entkräften. Doch selbst in manchen Lehrbüchern für Schwangerschaft und Geburtshilfe sowie in ärztlichen Ratgebern finden sich immer wieder falsche Aussagen zu diesem Thema.

Es gibt immer wieder ärztliche Kollegen, die unreflektiert die Informationen der Pharmaindustrie übernehmen und propagieren.

Ärzte dieser Art lassen sich zu Sprachrohren der Pharmaunternehmen instrumentalisieren, vergeben brav Arzneimittelmuster an Schwangere und erzählen den Mythos vom Vitaminmangel weiter. Hierzu zählen auch alle Mediziner, sogenannte »Miet-Mäuler«, die sich für Vortragsveranstaltungen und Symposien zur Verfügung stellen, um gegen bare Münze aus ärztlichem Munde zu verkünden, was ausschließlich im Interesse von Marktwettbewerb und hohen Umsatzzahlen steht. Solche Ärzte degradieren sich zu bloßen Multiplikatoren von Pharmainteressen und verraten ihren einstmaligen ärztlichen Berufseid.

Vitamine in der Schwangerschaft – was müssen Sie wissen?

In dem sehr anschaulichen Buch *BabyCare. Gesund & schwanger*, das vom Berufsverband der Frauenärzte in Deutschland empfohlen wird und das leider vollgestopft mit Annoncen für die »Zielgruppe Schwangere« ist, steht zum Thema Vitamine ausdrücklich: »Viele Vitamine, beispielsweise A, D, E und K, werden im Körper gespeichert. In diesem Fall bedarf es – bei vernünftigen Ernährungsgewohnheiten – in der Regel keiner zusätzlichen medikamentösen Vitaminzufuhr.« (Friese et al. 2007). Es folgt ein kurzer kritischer Gang durch das Alphabet der Vitamine A bis E in der Schwangerschaft.

Vitamin A – Gefahr der Überdosierung

Die Weltgesundheitsorganisation empfiehlt den Zusatz von Vitamin A in der Schwangerschaft und Stillzeit in Regionen, in denen die Nachtblindheit verbreitet auftritt, was für unsere mitteleuropäische Region nicht gerade zutrifft. In *BabyCare* heißt es dazu: »Während bei den meisten Vitaminen und Mineralstoffen eine Überdosierung unschädlich ist (…), kann eine Überdosierung von Vitamin A zu Schädigungen der Kindesentwicklung führen.« (Friese et al. 2007) Es wird empfohlen, sich bei allen Multivitaminpräparaten die Zusammensetzung durchzulesen und darauf zu achten, dass die von der Deutschen Gesellschaft für Ernährung in der Schwangerschaft angegebene empfohlene Tagesdosis von 1,1 Milligramm auf keinen Fall überschritten wird.

Sogar vor übermäßiger natürlicher Zufuhr des Vitamins durch Produkte, die Leber enthalten, wird gewarnt: »Schränken Sie in der Schwangerschaft wegen der Gefahr einer Überdosierung mit Vitamin A den Konsum von Leberprodukten (auch Leberwurst) ein.« (Friese et al. 2007)

> **Fazit:** Vitamin A hat in einem Multivitaminpräparat für Schwangere nichts zu suchen!

B-Vitamine – ausreichend in der Nahrung vorhanden

Über die wasserlöslichen B-Vitamine herrscht ausnahmsweise Einigkeit in allen Lehrbüchern und Ratgebern: Sie sind wichtig für Ihren Körper, wenn Sie schwanger sind. Sie werden aus dem Körper ausgeschieden und können in ausreichendem Maße über die Nahrung neu zugeführt werden. B-Vitamine sind enthalten in

- Schweinefleisch, Erbsen, Haferflocken (Vitamin B_1),
- Rindfleisch, Huhn, Hering, Käse, Brot, Milch (Vitamin B_2) und
- Fisch, Bohnen, Spinat, Mais sowie Getreideprodukten (Vitamin B_6).
- Vitamin B_{12} wird über Nahrungsmittel tierischen Ursprungs aufgenommen (Fisch, Schweine- und Rindfleisch, Eier, Milchprodukte).

Speziell zur Gabe von Vitamin B_6 als Nahrungsergänzungsmittel gibt es eine Studie, die keinen nützlichen Einfluss des Vitamins auf den Schwangerschaftsverlauf zeigt – mit Ausnahme eines verminderten Auftretens von Karies (Thaver et al. 2006).

> **Fazit:** Eine Zufuhr von B-Vitaminen durch Nahrungsergänzungsmittel ist überflüssig, außer wenn Sie Vegetarierin sind.

Vitamin C – nichts Genaues ist bekannt

Eine Übersichtsanalyse zur Vitamin-C-Gabe in der Schwangerschaft, die fünf Studien an 766 Frauen auswertet, kommt zu dem Ergebnis, dass die Datenlage noch zu unsicher sei, um hier eindeutig Stellung zu negativen oder positiven Effekten nehmen zu können (Rumbold und Crawther 2005).

> **Fazit:** Solange die Wirkungen nicht geklärt sind, sollten Sie auf zusätzliche medikamentöse Vitamin-C-Gaben verzichten.

Vitamin-D-Mangel – eine neue Mode aus den USA

Seit Kurzem wird ein neuer angeblicher Mangelzustand beschworen: Dieses Mal handelt es sich um das sogenannte »Sonnenhormon« Vitamin D. Es wird derzeit besonders diskutiert, da in den USA eine aktuelle »Practice Guideline«

dazu herausgegeben wurde. Laut Information der Deutschen Gesellschaft für Ernährung seien 60 Prozent der deutschen Bevölkerung mit Vitamin D unterversorgt (www.dge.de).

Tatsache ist, dass ältere Menschen von einer Vitamin-D-Gabe profitieren: Es kommt zu weniger Stürzen und zu weniger Knochenbrüchen, wahrscheinlich sinkt auch das Risiko für einen vorzeitigen Tod (Linseisen et al. 2011). Andere Zusammenhänge sind aber nicht eindeutig.

Eine aktuelle Analyse kommt zu dem Ergebnis, dass es nach wissenschaftlich-systematischen Kriterien noch nicht genug aussagekräftige Studien zur Vitamin-D-Gabe in der Schwangerschaft gibt. Weder Nutzen noch schädliche Auswirkungen dieser Substanz sind derzeit erwiesen (Mahomed und Gulmezoglu 2011).

Und trotzdem: Auch hier wieder werden Schwangere ohne medizinische Begründung als Zielgruppe umworben. Selbst im Organ des Berufsverbands der Frauenärzte, der Zeitschrift »Frauenarzt«, gibt der Autor mit dem lapidaren (nicht belegbaren) Argument eines »Mehrbedarfs in der Schwangerschaft« eine Empfehlung aus den USA weiter. Ähnlich wie während der Stillzeit empfiehlt die Task-Force schwangeren Frauen ab dem 19. Lebensjahr »neben der Einnahme von 400 IE Vitamin D_3 in Form von Multivitaminpräparaten die zusätzliche Supplementation von mindestens weiteren 1 000 IE täglich« (Minnemann et al. 2011). Damit kämen Sie also auf 1 400 IE Vitamin D pro Tag – und dies, obwohl in den Fachinformationen aller verfügbaren Vitamin-D-Präparate zu lesen ist, dass in der Schwangerschaft Tagesdosierungen von mehr als 500 IE nur nach strenger Indikationsstellung gegeben werden sollten!

Fazit: »Vitamin-D-Mangel« ist vermutlich ein Modephänomen. Wir alle – Sie als Schwangere und wir als Ärzte – sollten besser vorsichtig mit Vitamin D umgehen, solange die Zusammenhänge nicht besser geklärt sind.

Vitamin E – die Daten reichen nicht aus

Angeblich hilft die Gabe von Vitamin E in der Schwangerschaft, einer Schwangerschaftskomplikation, der Präeklampsie (siehe Seite 15) vorzubeugen.

Doch auch hier kommen fundierte Studienauswertungen zu dem Schluss, dass die vorliegenden Daten nicht ausreichen, um eine Empfehlung auszusprechen (Rumbold und Crawther 2005).

Fazit: Verzichten Sie auch auf die Einnahme von Vitamin-E-Präparaten, solange die vorliegenden medizinischen Daten noch keine Empfehlung erlauben.

Vertrauen Sie auf Ihre Ernährung

Laut einer umfangreichen wissenschaftlichen Analyse mit Daten, die an insgesamt 97 000 Frauen erhoben wurden, kann kein einziges Vitaminpräparat das Auftreten von Fehl- oder Totgeburten verhindern (Rumbold et al. 2011). Auch eine sonstige Nahrungsergänzung mit Carnitin, Glucose oder Galactose hatte keinen positiven Effekt auf das Wachstum von untergewichtigen Ungeborenen. Weitere Studien bestätigen diese Ergebnisse (z. B. Haider und Bhutta 2006).

Fazit: Vertrauen Sie auf Ihre Ernährung und lassen Sie sich nicht zur Ernährungsanalphabetin abstempeln, nur weil Sie schwanger sind. Keine Schwangere braucht Nahrungsergänzungsmittel, auch wenn ihr dies in Apotheken und Ratgebern gerne vorgegaukelt wird. Eine gute, abwechslungsreiche, ausgewogene Ernährung ist die Basis für eine gute Vitaminversorgung für Sie und Ihr Kind. Es gibt nur eine Ausnahme: die Folsäure.

Folsäure – das klassische »Schwangerenvitamin«

Folsäure ist ein essenzielles Vitamin der B-Gruppe, das natürlich in pflanzlichen und tierischen Lebensmitteln vorkommt. Der menschliche Organismus kann Folsäure nicht selbst herstellen, sondern muss sie mit der Nahrung zu sich nehmen.

Die besondere Bedeutung der Folsäure liegt darin, dass bei einem Mangel daran Anämien, Verdauungsstörungen und Veränderungen an den Schleimhäuten auftreten. Verzehrstudien zeigen, dass nur etwa 20 Prozent der deutschen Bevölkerung ausreichende Folsäurespiegel erreichen.

Wenn Schwangere unter Folsäuremangel leiden, kann es geschehen, dass das Kind eine Fehlbildung entwickelt, die als »offener Rücken« bekannt ist, oder dass es eine Lippen-Kiefer- oder Gaumenspalte hat. Auch das Zentralnervensystem kann geschädigt werden. In Deutschland werden jährlich 470 bis 800 Babys mit derartigen Erkrankungen geboren und weitere 500 Ungeborene werden deswegen abgetrieben.

> Zahlreiche seriöse Untersuchungen haben nachgewiesen, dass bei angemessener Folsäureversorgung in der frühen Schwangerschaft die Häufigkeit dieser Fehlbildungen um 70 bis 75 Prozent gesenkt werden könnte.

Da die für diese Fehlbildung entscheidenden Vorgänge bereits vier Wochen nach der Befruchtung ablaufen – zu diesem Zeitpunkt wissen die wenigsten Frauen, dass sie schwanger sind –, wird heute von zahlreichen Fachgesellschaften eine frühzeitige Einnahme von Folsäurepräparaten empfohlen. Damit sollten Sie bei Kinderwunsch idealerweise bereits sechs Wochen vor der möglichen Befruchtung beginnen.

Eine Untersuchung des Robert-Koch-Instituts ergab, dass leider nur 23 Prozent der Frauen im gebärfähigen Alter über die schützende Wirkung von Folsäure in der Frühschwangerschaft Bescheid wissen. 83 Prozent erreichen nicht die von der Deutschen Gesellschaft für Ernährung empfohlene Folsäureaufnahme.

> In Sachen Folsäure gibt es also einen großen, wirklich notwendigen Beratungsbedarf für und durch die Frauenärzte, aber auch für die Schulen und die Öffentlichkeitsarbeit der Gesundheitsbehörden.

Wie viel Folsäure benötigen Sie?

Zur empfohlenen Folsäuredosis finden sich in Lehrbüchern, Ratgebern und Werbeprospekten sehr unterschiedliche Informationen. Von der Deutschen Gesellschaft für Ernährung wird Frauen mit Kinderwunsch eine tägliche Dosis von 800 Mikrogramm Folsäure empfohlen, wobei hier nicht zwischen künstlich hergestellter und aus der Nahrung stammender Folsäure unterschieden wird. Das wäre aber wichtig, da künstlich hergestellte Folsäure viel besser vom Körper aufgenommen wird als Folsäure aus der Nahrung. Fundierte Angaben fand ich bei der Empfehlung des Bundesinstituts für Risikobewertung (BfR) bezüglich der täglichen Folsäurezufuhr bei Schwangeren:

Falsch sind die in zahlreichen Büchern, Ratgebern und Annoncen der Pharmaunternehmen beschriebenen »800 Mikrogramm Folsäure bei Kinderwunsch und bis zum Ende des dritten Schwangerschaftsmonats«. Mancherorts wird die Einnahme von Folsäure in dieser überhöhten Dosis leider sogar bis in die Stillzeit hinein propagiert.

Als Schwangere sollten Sie über die Nahrung vermehrt Folat aufnehmen, das ist die natürlicherweise in der Nahrung vorkommende Folsäure. Etwa 600 Mikrogramm werden empfohlen. Zusätzlich sollten Sie 400 Mikrogramm als synthetisches Präparat ergänzen.[3]

Sie können während Ihrer Schwangerschaft doch auch echte Nahrungsmittel essen! Sie müssen nicht nur Pillen schlucken, um diesen wertvollen Nährstoff aufnehmen zu können. Auch hier ist es wichtig, die empfohlene Dosis nicht künstlich immer weiter nach oben zu schrauben.

---

3 Die Originalangaben erfolgen in Folatäquivalenten: »Entsprechend der international üblichen Definition für Folatäquivalente gilt: 1 Gramm Folatäquivalent = 1 Gramm Nahrungsfolat = 0,5 Gramm synthetische Folsäure.« Und weiter: »Schwangere und Stillende haben einen höheren Bedarf; ihnen wird eine tägliche Zufuhr von 600 Gramm Folatäquivalenten empfohlen. Aus Gründen des vorbeugenden Gesundheitsschutzes wird allen Frauen vor und während des ersten Schwangerschaftsdrittels empfohlen, zusätzlich zu den 600 Gramm Folatäquivalenten 400 Gramm Folsäure pro Tag in Form von Nahrungsergänzungsmitteln einzunehmen.« (www.bfr.bund.de).

Welche Lebensmittel Ihnen Folsäure liefern

Folsäure ist vor allem in pflanzlichen Produkten wie frischem, grünem Blattgemüse, Roter Bete, Brokkoli, Karotten, Radieschen, Rosenkohl, Spinat, Tomaten und in Nüssen enthalten. Insbesondere Hefen, Weizenkeime und Weizenkleie sind gute Folsäurelieferanten. Auch in tierischen Lebensmitteln wie Fisch und Fleisch sind geringe Folsäuremengen enthalten, hier sind vor allem die Kalbs- und Geflügelleber zu nennen.

Das sind wunderbare Folsäurequellen, deren Verwendung darüber hinaus kulinarische Genüsse verspricht. Es ist gar nicht notwendig, dass Ihr Arzt Ihnen ausschließlich Pillen und Medikamente empfiehlt. Viel angebrachter wäre eine gute Ernährungsberatung von ärztlicher Seite.

Wenn Sie eine vernünftige, folatreiche Ernährung für sich und Ihr Kind gewährleisten wollen, dann sind Lebensmittel- und Nährstofftabellen nützliche Hilfen. Zugegeben: Das ist nicht ganz einfach. Um 400 Mikrogramm Folatäquivalent aufzunehmen, müssten Sie laut Ernährungsinformationen der Universität Hohenheim 1 667 Gramm frische Orangen oder 513 Gramm frischen Blattspinat, 482 Gramm frischen Chinakohl oder 400 Gramm frischen Fenchel essen. Diese Mengen werden Sie im Alltag wohl kaum erreichen können. Doch die Angaben helfen Ihnen, sich dem Ernährungsziel immerhin anzunähern.

Beachten Sie die Verfügbarkeit für den Körper

Wie erwähnt, wird künstliche Folsäure besser vom Körper aufgenommen als das Folat aus der täglichen Ernährung. Die synthetische Folsäure hat eine doppelt so hohe biologische Verfügbarkeit. Dadurch kann es leichter zu Überdosierungen kommen als bei den Folaten, die Sie aus der Nahrung zu sich nehmen.

Auch für die Folsäure gibt es eine Dosis-Obergrenze von 1 000 Mikrogramm pro Tag. Oberhalb dieser Grenze sind keine zusätzlichen positiven gesundheitlichen Effekte zu erwarten, und mögliche negative Effekte einer Überdosierung – wie das häufigere Auftreten einer Asthmaerkrankung des späteren Neugeborenen im Alter zwischen drei und fünf Jahren bei verlängerter

Folsäureeinnahme ab dem vierten Schwangerschaftsmonat – werden derzeit diskutiert (Whitrow 2009). Auch die Untersuchungen des Allergie-Forschers John Hollingsworth an Mäusen weisen darauf hin, dass eine mit Folsäure angereicherte Diät bei schwangeren Mäusen bei den Mäusebabys zu verstärktem Asthma führte. Hollingsworth äußert sich sehr kritisch und warnt, die zunehmende Versorgung schwangerer Frauen mit großen Mengen an Folsäure sei womöglich verantwortlich für den derzeitigen Anstieg der Asthmafälle bei Kindern (nach Spork 2011).

> **Fazit:** In Absprache mit Ihrem Arzt sollten Sie bei Kinderwunsch und in der Schwangerschaft ein Folsäurepräparat einnehmen. Die Dosis entscheidet über die Auswirkungen dieses Vitamins, wobei die richtige Dosis von Mensch zu Mensch unterschiedlich sein könnte (Randy Jirtle, in Spork 2011). Zu wenig Folsäure kann definitiv gesundheitliche Schäden beim Ungeborenen verursachen. Aber auch zu viel Folsäure ist möglicherweise schädlich.

Was Sie von Kristina lernen können

Zurück zum Ausgangspunkt dieses Kapitels: Die schwangere Kristina hätte besser nicht das Vitaminpräparat eingenommen, das ihr empfohlen wurde. Es enthält zu viele unnötige Inhaltsstoffe, deren Nutzen nicht erwiesen und deren potenzieller Schaden nicht auszuschließen ist. Einer dieser Inhaltsstoffe hat bei Kristina sogar eine allergische Reaktion ausgelöst.

Sie wäre besser beraten gewesen, ein Präparat einzunehmen, das nur zwei Inhaltsstoffe mit erwiesenem Nutzen hat und unbedenklich ist: 400 Mikrogramm Folsäure und 150 Mikrogramm Jodid. Billiger wäre es auch noch gewesen: Für 120 Tabletten des empfohlenen Präparates mit Folsäure und Jodid hätte Kristina nur runde 9 Euro bezahlen müssen anstelle ganzer 55 Euro für 30 Beutel des überladenen Multivitaminpräparates.

Kapitel 3

Was darf ich als Schwangere überhaupt noch essen?

Listerien im Käse, Toxoplasmen im Fleisch – Sie sind umzingelt von »gefährlichen Mikroorganismen«!

»Risikogesellschaft meint eine Epoche, in der die Schattenseiten des Fortschritts mehr und mehr die gesellschaftlichen Auseinandersetzungen bestimmen.« (Beck 1991)

Vor wenigen Monaten hörte ich im Radio, dass eine große deutsche Discounterkette eine bestimmte Salamisorte zurückrief, weil bestimmte in der Schwangerschaft »gefährliche« Bakterien, sogenannte Listerien, darin gefunden wurden. Einige Tage später wurden Listerien in einer Schinkensorte in den schweizerischen Filialen einer anderen Supermarktkette identifiziert. Bereits drei Monate davor waren bundesweit verschiedene Käsesorten aus Belgien wegen darin gefundener Listerien aus dem Handel genommen worden. Ein Lokalsender betrieb gezielte Panikmache mit einem Bericht über die sogenannte Bakterienfalle für Schwangere, und im Internet jagten sich die warnenden Hinweise und Kommentare auf Webseiten zur Schwangerschaft. Nur wenige Stunden nach Bekanntwerden dieser Nachrichten läuteten in meiner und in zahlreichen weiteren Praxen vermehrt die Telefone: Es meldeten sich schwangere Frauen, die sich Sorgen um ihr Kind machten und die Angst hatten, etwas Infektiöses gegessen zu haben.

Nahrungsmittelwarnungen tauchen mit einer gewissen Regelmäßigkeit in den Medien auf. Vielleicht haben auch Sie sich angesichts solcher Meldungen schon gefragt: Was darf ich denn jetzt überhaupt noch essen und trinken? Dieser Frage ist dieses Kapitel gewidmet.

Dabei werde ich versuchen, anhand von fünf wichtigen Nahrungsmitteln polarisierend Folgendes aufzuzeigen: Auf der einen Seite beschreiben seriöse Quellen eine erdrückende Fülle gesundheitlicher Risiken, die sich aus dem Verzehr der jeweiligen Nahrungsmittel ergeben können. Auf der anderen Seite werden mögliche Maßnahmen und Verhaltensweisen aufgezeigt, mit denen Sie sich wirkungsvoll selbst schützen können. Es geht also um die Gratwanderung, sich nicht von den verschiedenen Risiken durch Nahrungsmittel erdrücken zu lassen. Die Botschaft dieses Kapitels lautet: Seien Sie vorsichtig, aber beugen Sie sich nicht dem »Diktat des Prinzips Vorsicht« wie es die französische Philosophin Elisabeth Badinter formuliert (Badinter 2010).

»Risiko« Nr. 1:

Eier und Milchprodukte

Dürfen Sie während Ihrer Schwangerschaft unbesorgt Eier zu sich nehmen?

Unter dem Suchbegriff »Eier« findet sich beim Bundesinstitut für Risikobewertung (BfR) eine »Bewertung von Dioxingehalten in Eiern aufgrund einer Warnung im EU-Schnellwarnsystem« (BfR 2010) und der Hinweis, dass »krank machende Salmonellen in knapp 30 Prozent der großen Legehennenbetriebe« nachgewiesen wurden. In Deutschland sind laut Robert-Koch-Institut von Januar bis August 2011 13 000 Salmonellenerkrankungen gemeldet worden. Das klingt erschreckend, nicht wahr?

Allerdings sind die gemeldeten Salmonellen-Infektionen in den vergangenen Jahren rückläufig. Noch viel wichtiger: Jeder Mensch kann sich durch Einhaltung ganz normaler Hygienemaßnahmen gezielt vor Salmonellen-Erkrankungen schützen. Dazu gehören die kühle Lagerung roher Lebensmittel, das Wegschütten von Auftauflüssigkeiten beispielsweise von Geflügel, die gründliche Reinigung von Küchengeräten und das Durchgaren der Lebensmittel. Speziell für die Osterzeit gibt es sogar Informationsbroschüren mit Titeln wie »Vorsicht beim Auspusten von Ostereiern«.

Fazit: Für die Schwangerschaft gehen keine spezifischen Risiken von Salmonellen aus. Es gelten die gleichen Vorsichtsmaßnahmen wie bei Nicht-Schwangeren. Eier sind also in durchgegarter Form (hart gekocht oder so gebraten, dass das Eigelb fest ist) in der Schwangerschaft »erlaubt«.

Übrigens: Auch sogenannte Pseudomonas-Erreger, die zum Verderb von Mozzarella führen, bergen kein spezielles Risiko für Ihr Ungeborenes.

Wie sieht es denn mit den Listerien aus?

Anders verhält es sich mit »dem Überlebenskünstler unter den Keimen« (BfR), dem Keim Listeria monocytogenes, der weltweit vorkommt. Bei einer Infektion mit Listerien in der Schwangerschaft kann es zu Fehl- und Frühgeburten sowie zu schwerwiegenden Infektionen des Neugeborenen kommen. Das Bakterium kann während der gesamten Schwangerschaft über den Mutterkuchen oder bei der Geburt von der Mutter übertragen werden und zu einer Infektion des Ungeborenen führen.

- Eine Frühinfektion des Babys zeigt sich in der ersten Lebenswoche. Es kommt zu Atemnot, einer schweren allgemeinen Infektion (Sepsis) und zu Hautinfektionen.
- Eine Spätinfektion zeigt sich ab der zweiten Lebenswoche und führt häufig zu einer Gehirnhautentzündung.

Listerien kommen vor allem im Erdboden vor und sind weitverbreitet. Häufig werden sie bereits beim Schlachten oder beim Melken auf die Lebensmittel übertragen. Auch mangelnde Hygiene spielt eine Rolle. Das Bakterium befindet sich vor allem in rohen, unbehandelten Produkten oder in fleischhaltigen Lebensmitteln. Besonders zu erwähnen sind:

- rohe, nicht pasteurisierte Milch (Rohmilch),
- Produkte aus solcher Milch, insbesondere Frischkäse wie Ricotta oder Feta sowie Weichkäse wie Romadur, Roquefort, Camembert, Brie (bei diesem vor allem die Rinde),
- Hackfleisch, Hackepeter, rohe Wurst,
- Räucherlachs.

Auch Frischgemüse und vorgeschnittene und -gewaschene, in Tüten abgepackte Salate können mit Listerien verunreinigt sein. Man findet in 10 Prozent des Kopfsalats Listerien. Nur Karotten sind nahezu frei von diesen Keimen.

Das Bakterium Listeria monocytogenes gilt als Überlebenskünstler, weil es beim Tiefgefrieren von Lebensmitteln überlebt und sich in einem Temperaturbereich von −0,4 bis + 45 Grad Celsius vermehren kann. Es fühlt sich demnach sogar im Kühlschrank wohl. Selbst bei vermindertem Sauerstoffgehalt vermehren sich Listerien noch. Dies ist der Grund dafür, dass sie häufig in vakuumverpackten Lebensmitteln auftreten (www.bfr.bund.de). *Zuverlässig abgetötet werden Listerien, wenn das Lebensmittel für mindestens zwei Minuten auf 70 Grad Celsius erhitzt wird.*

Wie gefährlich sind Listerien und wie können Sie sich schützen?

Problematisch ist, dass die meisten Menschen eine Infektion mit Listerien gar nicht oder kaum wahrnehmen: Häufig treten, wenn überhaupt, nur grippeähnliche Symptome wie Fieber, Abgeschlagenheit, Muskelschmerzen und gelegentlich auch Durchfall auf. Aufgrund der fehlenden Krankheitszeichen können Sie also niemals sicher sein, ob Sie gerade gesund sind oder ob momentan eine Infektion abläuft, die Sie gar nicht bemerken.

> Schwangere werden in Bezug auf eine Listerien-Infektion zu der Gruppe der »besonders gefährdeten Personen« gezählt. Das ist beunruhigend und ängstigt viele Schwangere in hohem Maße.

Doch wie viele Infektionen mit Listerien gibt es eigentlich in Deutschland? Die Listeriose zählt ganz offiziell zu den seltenen (!) meldepflichtigen Infektionskrankheiten. Gemäß aktueller Statistik (*Epidemiologisches Bulletin 2011*) sind im Jahr 2010 in ganz Deutschland nur 390 Fälle von Listeriose gemeldet worden. Im Zeitraum von 2001 bis 2009 – also im Verlauf von neun Jahren – wurden in Deutschland 3 090 Fälle von Listeriose gemeldet, darunter 233 Fälle bei Neugeborenen. Jährlich erkranken durchschnittlich

3,7 Babys von 100 000 Neugeborenen an einer Listeriose (www.rki.de). Das sind 0,0037 Prozent der Neugeborenen.

Diese recht niedrige Zahl allein soll hier nichts beschönigen. Bei den betroffenen Babys und bei abwehrgeschwächten Personen kann es zu teilweise schweren gesundheitlichen Schäden kommen.

> In meiner eigenen frauenärztlichen Praxis und in meiner jetzt mehr als 20-jährigen Zeit in der Frauenheilkunde habe ich allerdings bislang noch keine einzige klinisch relevante Listerien-Infektion bei einer Schwangeren erlebt.

Verängstigung unnötig

Auch wenn die Dunkelziffer nicht erkannter Infekte höher liegen mag: Meiner Meinung nach ist es weder sinnvoll noch notwendig, solche Panik in Bezug auf Listerien in der Schwangerschaft zu verbreiten. Wenn Sie oder Ihr Partner sich regelrecht vor diesen Erregern fürchten und daher keinen Käse mehr essen, wenn Sie den Lebensmitteln misstrauen und grundlegend verunsichert sind, dann haken Sie diese übermäßige Sorge bitte einfach ab.

Verängstigen sollte keine ärztliche Leistung sein. Wesentlich wichtiger wäre es, dass Ihr Frauenarzt Sie darüber informiert, dass sich jeder Mensch bei Einhaltung bestimmter Maßnahmen wirkungsvoll vor Listerien schützen kann. Dazu gehören eine vernünftige Hygiene und Speisenzubereitung und die gezielte Vermeidung der oben genannten Nahrungsmittel.

> **Fazit:** Als Schwangere können Sie sich wirkungsvoll vor einer der seltenen Listerien-Infektionen schützen: Sie sollten auf Produkte aus rohem Fleisch wie Hackepeter, auf rohe Wurst, auf rohen Fisch und marinierte Fischerzeugnisse verzichten. Gleiches gilt für vorgeschnittene, verpackte Blattsalate und Rohmilch-Weichkäse sowie Sauermilchkäse, der als »Harzer Quargel« bekannt ist. Das genügt, das ist ein guter Schutz. Wenn Sie und Ihr Partner dies beachten, dann haben Sie die bestmögliche Vorsorge getroffen und können ganz beruhigt sein.

Fallbeispiel: Birgit F., 28 Jahre

Vor einigen Monaten stellte sich bei mir Birgit F., eine junge schwangere Frau, vor. Sie war damals erst in der 13. Schwangerschaftswoche und hatte bereits einen gesunden dreijährigen Sohn. Sie hatte einige Tage vorher einen Käse gegessen, der aus Rohmilch hergestellt wurde, und sich danach an das Risiko einer Listerien-Infektion erinnert. Das ließ ihr keine Ruhe.

Sie ging zu ihrem Hausarzt, der ihr Blut abnahm, um eine Infektion ausschließen zu können. Vom Labor kam einige Tage später der Befund der Blutuntersuchung: Die Antikörper im Blut zeigten, dass eine frische Infektion mit Listerien »nicht auszuschließen« sei.

Mit diesem Befund kam Birgit F. dann verängstigt zu mir. Sie habe gelesen, dass diese Infektion schwere Fehlbildungen beim Baby verursachen könne. Vor Sorge hatte sie seit Tagen nicht mehr richtig geschlafen. Ich versuchte die junge Frau zu beruhigen und rief zunächst einmal den Laborarzt an, der die Blutprobe untersucht hatte.

Dieser, ein erfahrener älterer Kollege, sagte, dass es überhaupt nicht sinnvoll sei, bei einer gesunden Frau ohne irgendwelche Symptome wie Durchfall, Gliederschmerzen, Abgeschlagenheit oder Muskelschmerzen im Blut nach Antikörpern gegen Listerien zu suchen. Diese Untersuchungsmethode sei nicht aussagekräftig. Er meinte sogar, man solle die ganze Listerien-Serologie (also die Untersuchung nach Antikörpern) am besten »einstampfen«. Sie messe nur, wer irgendwann einmal im Leben Kontakt mit diesen Bakterien gehabt hat, ohne auch nur in geringstem Maße etwas über eine aktuelle Erkrankung auszusagen. Hinzu käme, dass die Untersuchungsmethode für Listerien im Blut mit zahlreichen Fehlern behaftet sei und ein positives Ergebnis daher immer nach zwei Wochen kontrolliert werden müsse.

Bei Birgit F. führten wir nach zwei Wochen eine solche Kontrolle der Laborwerte durch. Es zeigte sich kein Anstieg der Werte: Sie hatte gar keine Listerien-Infektion. Auch im weiteren Verlauf der Schwangerschaft verlief alles völlig problemlos.

Inzwischen hat Birgit F. ein gesundes kleines Mädchen zur Welt gebracht. Die Sorge um ihr Kind hatte sie aber während der gesamten Schwangerschaft belastet. Das wäre nicht nötig gewesen. Ein voreilig erhobener Laborwert von zweifelhafter Aussagekraft war schuld daran. Birgit F. war in der Schwangerschaft nicht krank, sie litt ausschließlich unter den Verunsicherungen durch unnötige medizinische Diagnostik. Birgit F. ist leider kein Einzelfall.

»Risiko« Nr. 2: Fleisch

Das zweite »Schreckgespenst« in puncto Ernährung ist die Toxoplasmose. Möglicherweise haben Sie und Ihr Partner auch schon davon gehört und sind verunsichert. Toxoplasmose-Erreger werden vom Tier auf den Menschen übertragen. Sie können in der Schwangerschaft auf das ungeborene Kind übergehen und zu Fehlbildungen, insbesondere zur Entwicklung eines sogenannten Wasserkopfes, und zu Fehlgeburten führen.

Verunsicherung durch Toxoplasmose

Wenn eine Frau in der Schwangerschaft an Toxoplasmose erkrankt, liegt das Infektionsrisiko des Ungeborenen in den ersten drei Schwangerschaftsmonaten bei 17 Prozent. Die Übertragung der Infektion von der Mutter aufs Kind führt in diesem Zeitraum meistens zur Fehlgeburt. Im zweiten Schwangerschaftsdrittel beträgt das Infektionsrisiko des Babys bei mütterlicher Erkrankung 24 Prozent. Dies geht mit einer mittleren bis schweren kindlichen Schädigung einher. Im letzten Schwangerschaftsdrittel schließlich ist das Risiko der Infektionsübertragung auf das Ungeborene mit 64 Prozent am höchsten, wobei hier nur leichte Schäden oder Spätschäden auftreten (www.rki.de). Die Spätschäden können sich noch sehr spät, bis zum 20. Lebensjahr, in Form einer Augenerkrankung zeigen.

Auch die Toxoplasmose verläuft, ähnlich wie die Listeriose, meistens ohne Krankheitszeichen. Sehr viele Menschen machen diese gutartige Infektionskrankheit durch, die wenigsten bemerken sie jedoch. Selten treten uncharakteristische grippeähnliche Symptome mit Fieber, Abgeschlagenheit und Muskelschmerzen auf, gelegentlich schwellen die Halslymphknoten an.

Wer die Krankheit einmal hatte, ist davor geschützt. In Deutschland haben derzeit 70 Prozent der Frauen jedoch keine Antikörper gegen Toxoplasmose.

Sie haben demnach keinen Schutz vor der Erkrankung und können sie im Laufe ihres Lebens noch bekommen (www.labor-enders.de).

Für gesunde Menschen mit intaktem Immunsystem stellt die Toxoplasmose-Infektion keine Gefahr dar. Ausnahmen sind Menschen mit einem geschwächten Immunsystem und eben schwangere Frauen wie Sie.

Vom BfR werden Schwangere zur Gruppe der »gefährdeten Verbraucher« gezählt. Verunsichernd dabei ist, dass Sie nicht sicher sein können, ob Sie eine Toxoplasmose durchmachen, weil die Erkrankung ja ohne Symptome abläuft. So liegt gefühlsmäßig eine dauernde schleichende Bedrohung in der Luft bzw. in der Nahrung.

Lebensmittel, Gartenarbeit, Katzen – alles bedrohlich? Wie können Sie sich schützen?

Laut Mutterschafts-Richtlinien soll jede schwangere Frau sofort nach Feststellung der Schwangerschaft von ihrem behandelnden Arzt über die Risiken einer Toxoplasmose-Infektion aufgeklärt werden. Sie erhält eine Art Negativliste mit Nahrungsmitteln, auf der steht, was sie nicht essen darf: »Keine rohen Wurst- und Fleischwaren wie Hackfleisch, Carpaccio, Mettwurst, Teewurst, Salami oder Rohschinken verzehren; das Fleisch gut durchbraten bzw. erhitzen.« (BfR 2011a.) Dabei wird genau erläutert und begründet, welches Fleisch weniger gefährlich ist – nämlich Rind- und Schweinefleisch – und welches häufiger mit Toxoplasma-Erregern belastet ist – dazu gehören Schaf- und Ziegenfleisch.

Hier einige Beispiele für wirksame Vorsichtsmaßnahmen zur Vermeidung der Toxoplasmose:

- Erdhaltige Lebensmittel, z. B. Kartoffeln oder Karotten, zur Vermeidung von Kreuzkontaminationen getrennt von anderen Lebensmitteln aufbewahren.
- Regelmäßig Hände waschen, insbesondere vor dem Essen und nach dem Zubereiten von rohem Fleisch und Gemüse.
- Benutzte Küchenutensilien reinigen.
- Bei Outdoor-Aktivitäten kein ungefiltertes Wasser aus Seen, Bächen etc. trinken.

- Rohes Obst und Gemüse vor dem Verzehr gründlich waschen, schälen oder kochen.
- Katzen (Hauptwirte des Toxoplasmose-Erregers) nicht mit rohem Fleisch füttern, die Katzentoilette täglich mit heißem Wasser reinigen, wobei diese Tätigkeit nicht von der Schwangeren übernommen werden sollte.
- Bei der Gartenarbeit Handschuhe tragen und anschließend die Hände waschen.

Fragen Sie sich jetzt, was Sie noch essen dürfen? Ob Sie Katzen generell meiden müssen, ob Sie sich nach der Gartenarbeit auch gründlich genug die Hände gewaschen haben? Haben Sie vielleicht beim Grillabend ein nicht ausreichend durchgebratenes Stück Fleisch erwischt, und können Sie der Hygiene des Gastgebers vertrauen? Haben Sie sich etwa bereits mit Toxoplasmose infiziert? Man spürt diese Erkrankung nicht oder nur selten. Ob Sie erkrankt sind, könnte Ihnen daher nur wieder ein Laborwert beantworten, der beim Arzt bestimmt wird. Damit wären Sie ein weiteres Mal gezwungen, sich an Messwerten zu orientieren, um zu wissen, was gerade in Ihrem Körper abläuft. Wenn Ihnen diese Situation Angst macht, sind Sie nicht alleine.

> Dabei sollten Sie sich aber nicht verunsichern lassen. Sie haben die Möglichkeit, sich durch bestimmte Maßnahmen zu schützen. Gartenarbeit ist weiterhin möglich, Sie brauchen nicht zu Desinfektionsmitteln zu greifen und auch Katzen brauchen Sie nicht angsterfüllt zu meiden.

Das eigentliche Problem liegt nicht in der Toxoplasmose-Gefahr an sich, sondern in der Akzentuierung des Risikos: Wir Ärzte erziehen schwangere Frauen durch Überbetonung des Risikos zu angstvollen, verunsicherten und abhängigen Frauen. Wir machen sie durch unsere Warnungen risikokrank. Vermeidung ist die empfohlene Strategie. Doch Vermeidungsverhalten, das wissen alle psychotherapeutisch geschulten Ärzte, verstärkt Ängste und treibt damit tiefer hinein in die quälende Frage, ob eine Infektion vorliegt oder nicht.

Durch Aufklärungsarbeit, die über das Ziel hinausschießt, wird die Lebensgestaltung von schwangeren Frauen wie Ihnen auf einmal dominiert von Risikoabschätzungen. Es wird ein Vermeidungsverhalten oktroyiert, das psychopathologisch eigentlich charakteristisch für Angststörungen ist.

Wie häufig und wie gefährlich ist die Toxoplasmose?

Ich meine, dass Frauenärzte ganz klar die Seltenheit der Erkrankung Toxoplasmose in der Schwangerschaft betonen und auf wirkungsvolle Schutzmaßnahmen hinweisen sollten, um diesen Kreislauf der Angst zu durchbrechen, anstatt diese Ängste zu schüren.

Als Beispiel mögen die Katzen dienen: In Mitteleuropa ist nur etwa 1 Prozent aller Katzenkotproben mit Toxoplasmose-Erregern belastet. Insbesondere reine Wohnungskatzen übertragen mit großer Wahrscheinlichkeit keine Toxoplasmose-Erreger (Gross et al. 2001). Sie brauchen Ihre hauseigene Samtpfote also nicht wegzugeben, nur weil Sie schwanger sind. Leider wird diese unnötige Vorsichtsmaßnahme trotzdem immer wieder von ärztlicher Seite propagiert.

Wie häufig ist eine angeborene Toxoplasmose-Erkrankung denn nun wirklich? Im entsprechenden Merkblatt der gesetzlichen Krankenkassen wird darauf hingewiesen, dass genaue Zahlen nicht bekannt sind. Geschätzt wird aber, dass ungefähr 0,1 bis 0,6 Prozent der schwangeren Frauen eine Toxoplasmose-Erstinfektion bekommen. »Hiervon überträgt etwa jede dritte Frau den Erreger auf das Ungeborene. Von 10 000 Neugeborenen sind schätzungsweise ein bis zehn Kind(er) mit Toxoplasma gondii infiziert.« (Medizinischer Dienst 2003)

Die Wahrscheinlichkeit der Infektion ist also gering. Doch es kommt noch besser: Von den tatsächlich infizierten Kindern zeigen nicht alle Krankheitszeichen und nur sehr wenige zeigen schwere Symptome der Erkrankung. Es ist darüber hinaus nicht bekannt, bei wie vielen Kindern es überhaupt jemals zu einem Ausbruch der Erkrankung kommt (Medizinischer Dienst 2003).

Wie verwunderlich. Es handelt sich also um eine seltene Erkrankung. Warum steht das in keinem Ratgeber? Warum wird überall die Gefahr der Toxoplasmose betont, ihre Seltenheit jedoch verschwiegen?

Toxoplasmose-Tests: nützlich oder unsinnig?

Die generelle Toxoplasmose-Diagnostik ist in Deutschland kein Bestandteil der Mutterschafts-Richtlinien. Der Grund: Es bestehen noch große Unsicherheiten bei der Auswertung der Laborbefunde und beim Verständnis des Krankheitsverlaufs.

Zum Thema »Zusatzdiagnostik in der Schwangerschaft: Toxoplasmose-Screening« gibt es ein Merkblatt, das vom Medizinischen Dienst der Spitzenverbände der Krankenkassen herausgegeben wird. Dieses erläutert, warum die gesetzlichen Krankenkassen keinen Toxoplasmose-Test in der Schwangerschaft bezahlen: »Ein sinnvoller Toxoplasmose-Test müsste schwangere Frauen sicher erkennen, die sich frisch mit dem Erreger infiziert haben. Eine dafür geeignete Teststrategie ist bislang noch nicht erarbeitet worden.« (Medizinischer Dienst 2003)

Zudem weisen die Herausgeber darauf hin, dass es derzeit keine Belege dafür gibt, dass die Behandlung einer an Toxoplasmose erkrankten Schwangeren für das Ungeborene von Vorteil sei. Vielmehr werden die Nachteile einer möglichen Übertherapie betont. Stattdessen heißt es: »Eine sinnvolle Vorsorge ist dagegen möglich, indem ein Kontakt mit dem Krankheitserreger gemieden wird.« (Medizinischer Dienst 2003)

Eine vorsorgliche Laboruntersuchung auf Toxoplasmose ist nicht sinnvoll. Aus diesem Grund wird sie nicht von den Krankenkassen übernommen. Sie müssten diesen Test aus eigener Tasche bezahlen.

Fazit: Eine Toxoplasmose-Infektion in der Schwangerschaft kommt sehr selten vor – dass die Erkrankung auf Ihr Kind übergeht und es schädigt, ist noch unwahrscheinlicher. Schützen Sie sich, indem Sie die oben genannten wirkungsvollen Schutzmaßnahmen beachten, aber verfallen Sie nicht in ein generelles Misstrauen gegenüber Nahrungsmitteln und anderen Überträgern.

»Risiko« Nr. 3: Fisch

Die Empfehlungen zum Fischverzehr in der Schwangerschaft sind derzeit widersprüchlich. Einerseits gibt es zahlreiche Warnungen, Einschränkungen und Risikoabwägungen zum Thema, die unter dem Vorzeichen des »vorsorglichen Gesundheitsschutzes« erlassen wurden. Hier einige Auszüge:

- Erst vor wenigen Wochen erhielt ich ein Merkblatt zum Thema »Fisch – Genuss oder Gefahr«, das sich mit der Strahlenbelastung von Fisch nach dem Reaktorunfall im japanischen Fukushima und die richtige Fischauswahl befasst.
- Weitere Warnungen beziehen sich auf Listerien, die in Räucherlachs und anderen nicht durchgegarten Fischprodukten wie in mariniertem Hering, in Muscheln und kalt geräuchertem Fisch sowie in vakuumverpackten Produkten enthalten sein können (BfR). Geeignet für Schwangere seien nur ausreichend erhitzter Fisch und pasteurisierte Fischerzeugnisse.
- Gesundheitsrisiken bestehen auch durch den Parasitenbefall des Fisches mit Nematoden, also Würmern, die durch Rohverzehr auf den Menschen übergehen können. Sushi und Sashimi sind demnach tabu für Schwangere.
- Ein weiteres Thema ist die Quecksilberbelastung bestimmter Fische durch die Verschmutzung der Binnengewässer und Meere. Da ein Teil des Quecksilbers in plazentagängiger Form vorliegt und direkt in den Organismus des Ungeborenen vordringen kann, gelten Schwangere als besondere Risikogruppe beim Fischverzehr. Es gibt Listen mit besonders quecksilberbelasteten Fischen, deren Verzehr in der Schwangerschaft vorsorglich eingeschränkt werden sollte. Dazu gehören Großfische wie Aal, Stör, Rotbarsch, Steinbeißer, Hecht und Thunfisch.

Macht Fisch(-öl) Ihr Kind klüger?

Auf der anderen Seite raten Ernährungsexperten und Ärzte Schwangeren ausdrücklich ein- bis zweimal wöchentlich zum Verzehr von Fisch oder zur Einnahme von Fischölkapseln. Die darin enthaltenen mehrfach ungesättigten Omega-3-Fettsäuren wie die Docosahexaensäure (DHA) sollen eine positive Auswirkung auf die Entwicklung des Gehirns beim Ungeborenen haben. Laut Deutscher Gesellschaft für Ernährung wird Schwangeren und Stillenden eine tägliche Aufnahme von 200 Milligramm DHA geraten.

Im *Deutschen Ärzteblatt* erschien allerdings kürzlich ein ernüchternder Artikel mit dem Titel »Schwangerschaft: Fischöl macht keine klügeren Kinder« (rme 2010). Anlass waren die Ergebnisse der bisher größten klinischen Studie, die im amerikanischen Ärzteblatt publiziert wurde (Makrides 2010). Diese zeigen keinen positiven Effekt von Fischöl auf die kognitive Entwicklung von Kleinkindern und dass dadurch auch das Auftreten einer Wochenbettdepression nicht verhindert werden kann.

Auch andere Analysen konnten keinen günstigen Einfluss von Fischöl auf Schwangerschaftskomplikationen wie Präeklampsie, Frühgeburtlichkeit oder niedriges kindliches Geburtsgewicht nachweisen. Sie sehen daher keinen Anlass für die vorsorgliche Einnahme von Fischöl in der Schwangerschaft (Makrides 2006).

Nahrungsergänzungsmittel mit Fischöl – ja oder nein?

Nichtsdestotrotz enthält die überwiegende Mehrzahl der Nahrungsergänzungsmittel für Schwangere weiterhin DHA, und diese Präparate werden ungeachtet dieser Informationen von Apotheken und Ärzten – und selbstverständlich von den Pharmafirmen selbst – empfohlen.

Übrigens: Das Fischöl in den Nahrungsergänzungsmitteln stammt aus fettigem Seefisch, der tonnenweise für die Produktion dieser Kapseln getötet wird und eine deutliche Belastung mit Schwermetallen aufweist. Es gibt daher neuerdings bereits Nahrungsergänzungsstoffe, die auf DHA ausweichen, das aus Algen gewonnen wird. Diese sind besser verträglich und nicht so belastet.

Fazit: Auch der Fischverzehr ist für Schwangere mit zahlreichen Risiken und potenziellen Gefahren verbunden. Sie können sich auch hier schützen, indem Sie gelegentlich Fisch essen, den Sie ausreichend erhitzen – am besten ein regionales Produkt, dessen Herkunft Ihnen bekannt ist.

»Risiko« Nr. 4: Obst, Gemüse und Salat

Die Empfehlungen der Deutschen Gesellschaft für Ernährung sind eindeutig: »Essen Sie mehr frisches Obst und Gemüse – insgesamt fünf Portionen am Tag« (DGE 2006). »Five a day« – das gilt, ob Sie schwanger sind oder nicht. Dabei sollen täglich drei Portionen Gemüse, entsprechend etwa 400 Gramm, und zwei Portionen Obst, entsprechend 250 Gramm, verzehrt werden.

Im Internet gibt es sehr ansprechend gestaltete Homepages speziell für die Schwangerschaft, die empfehlenswertes Obst von Ananas, Apfel, Aprikose bis Stachelbeere, Weintraube und Zitrone sowie Gemüseempfehlungen von Artischocke bis Zwiebel samt Rezeptvorschlägen enthalten. Gesunde Ernährung ist gar nicht so schwierig!

Und was ist mit EHEC & Co.?

Wir alle sind allerdings im Mai 2011 durch den EHEC-Ausbruch (enterohämorrhagische Escherichia coli) in Norddeutschland aufgeschreckt worden, bei dem es zu 2 987 schweren Durchfallerkrankungen, zu 855 Fällen des schweren hämolytisch-urämischen Syndroms (HUS) mit Nierenschäden und zu 53 Todesfällen kam. Der Ausbruch wurde, wie wir heute wissen, durch bakteriell verunreinigte Bockshornkleesamen und -sprossen aus Ägypten verursacht. Zuvor waren fälschlicherweise rohe Tomaten, Salatgurken und Blattsalate als Verursacher verdächtigt worden. Millionen von Menschen hatten sich nicht mehr getraut, diese Gemüsesorten zu verzehren (www.rki.de).

Spätestens seit diesem Ereignis bezieht sich das Misstrauen gegenüber Nahrungsmitteln auch auf Gemüse und Obst. »Hohe Keimbelastung in Sprossen und küchenfertigen Salatmischungen« heißt eine neuere Stellungnahme des Bundesinstituts für Risikobewertung (BfR 2011b), die vor den Infektionsrisiken beim Verzehr frischer Sprossen und küchenfertiger Salatmischungen aus der Tüte warnt. In 5 Prozent der küchenfertigen Mischsalate waren in einer Untersuchung des BfR Listerien enthalten.

In diesen Lebensmitteln und in Rohkost aus Weiß- und Rotkohl und Möhren lauern auch noch andere krank machende Keime wie Salmonellen oder Viren, insbesondere Noroviren oder Hepatitis-A-Viren und Schimmelpilze. Sprossen und Keimlinge der Mungobohne, die meist fälschlich als Sojabohne bezeichnet wird, sowie Alfalfa-, Radieschen-, Erbsen-, Bohnen- und Knoblauchsprossen sind aufgrund ihrer spezifischen Kulturbedingungen häufig bakteriell verunreinigt. Diese Kontamination kann auch durch gründliches Waschen nicht ausreichend verringert werden.

Sie werden sich fragen: Können wir Obst und Gemüse aus hygienischer Sicht noch vertrauen? Die Antwort: Wir können unserem Obst und Gemüse vertrauen, wenn wir es gezielt auswählen und sorgfältig zubereiten. Ein selbst gewaschener frischer Salat ist dabei wesentlich wertvoller und sicherer als ein Tütensalat. Sprossen, wenn überhaupt, werden nur erhitzt genossen.

Obst und Gemüse – gesund wie eh und je

Eine weitere Quelle der Verunsicherung sind Pressemeldungen über einen angeblichen pauschalen Vitaminmangel aufgrund minderwertiger Nahrungsmittel in Deutschland. Einen Vitaminmangel, bei dem es durch chronische Unterversorgung zu klinischen Symptomen mit Mangelerscheinungen kommt, gibt es in Deutschland jedoch nur in seltenen Ausnahmefällen, auch wenn uns die Kampagnen der Hersteller von Nahrungsergänzungsmitteln das Gegenteil glauben machen wollen. Zu diesen Kampagnen gehören auch gezielt platzierte Fehlinformationen der Vitamintabletten-Mafia. Diese behaupten, dass der Vitamingehalt von vielen Obst- und Gemüsesorten in den letzten Jahren deutlich abgenommen habe, es bestehe insgesamt ein Nährstoffmangel in Obst und Gemüse. Das ist definitiv nicht richtig. Die Deutsche Gesellschaft für Ernährung gab für den Ernährungsbericht 2004 eine Untersuchung in Auftrag, die den Nährwert von acht verschiedenen Lebensmitteln in den Jahren 1954 bis 2000 verglich. Diese zeigt, dass Obst und Gemüse im Laufe der Jahre nicht an Mineralstoffen oder Vitaminen verarmten, sondern sogar ausgesprochen reich daran sind. Die Gesellschaft weist in mehreren Stellungnahmen ausdrücklich darauf hin, dass das Angebot an qualitativ hochwertigen Lebensmitteln in Deutschland noch nie so reichhaltig und über das ganze Jahr verfügbar war wie in unserer Zeit (DGE 2003, DGE 2006). Eine ausreichende und vollwertige Ernährung sei bei dem aktuellen Nahrungsmittelangebot einfacher denn je.

Für uns Verbraucher heißt das: Wir können Obst und Gemüse vertrauen, wir sollten diese nur eben auch ausreichend zu uns nehmen, insbesondere in der Schwangerschaft.

Wie nützlich sind Nahrungsergänzungsmittel und Extrakte?

Laut Ergebnissen der Nationalen Verzehrsstudie II des Max-Rubner-Instituts 2008 werden die Empfehlungen beim Gemüseverzehr allerdings nur von 13 Prozent der Befragten und beim Obstverzehr von 41 Prozent der Befragten erreicht (www.was-esse-ich.de). Immer wieder höre auch ich in der Praxis von »schuldbewussten« schwangeren Frauen, dass sie trotz aller Bemühungen nicht genug Obst und Gemüse essen, weil sie dies als zu umständlich und zeitaufwändig empfinden.

Viele, laut Verzehrsstudie 25 Prozent der Befragten, greifen als Ausgleich zu Nahrungsergänzungsmitteln in Tablettenform, die bereits im vorangehenden Kapitel kritisch besprochen wurden. Es gibt auch Mittel, die in Form von Obst- und Gemüseextrakten verkauft werden. Diese werden als »Obst- und Gemüsesaft in getrockneter Form« angepriesen und enthalten angeblich alle Nahrungsmittelbestandteile von vollreifem Obst und Gemüse.

Auch dies ist eine Fehlinformation, denn laut Deutscher Gesellschaft für Ernährung ist eine Extraktion aller sekundären Pflanzenstoffe aus einer Gemüsepflanze gar nicht möglich (DGE 2010).

Beispielsweise verbleiben beim Pressen von Apfelsaft 80 Prozent der wertvollen Flavonoide im Trester und gelangen somit nicht in den Saft. Die DGE äußert sich unmissverständlich, dass weder Konzentrate noch Extrakte oder Ähnliches aus Obst und Gemüse eine sinnvolle Alternative dazu seien, täglich fünf Portionen Obst bzw. Gemüse zu sich zu nehmen (sei es in gegarter Form oder als Rohkost): »Nur bei diesem direkten Verzehr wird wirklich das ganze Spektrum an essenziellen und bioaktiven Substanzen aufgenommen. Dies gilt besonders auch für die Ballaststoffe, die (…) kaum im Endprodukt enthalten sind.« (DGE 2010)

> **Fazit:** Wenn Sie täglich ausreichend frisches Obst und Gemüse essen und dieses hygienisch und schonend zubereiten, können Sie richtig viel Gutes für sich und Ihr Ungeborenes tun.

»Risiko« Nr. 5: Salz und zu viel Flüssigkeit

Noch bis vor etwa zwölf Jahren wurden alle Schwangeren zu einem niedrigen Kochsalzkonsum und zu einer reduzierten Flüssigkeitsaufnahme aufgerufen. Man glaubte, dass viel Salz und Getränke zu einem schwangerschaftsinduzierten Bluthochdruck, einer wichtigen Schwangerschaftskomplikation, führen könnten. Obwohl diese These inzwischen eindeutig widerlegt ist, findet sich dieser Ratschlag immer noch in manchen aktuellen Ratgebern. Manch eine Schwangere berichtet sogar, dass ihr von Hebammen oder von Ärzten ausschwemmende Maßnahmen empfohlen wurden. Dabei sind der »Reistag« und das Trinken von Brennnessel- und Pfefferminztee zum Ankurbeln der Flüssigkeitsausscheidung über die Nieren wirklich nicht mehr »up to date«.

So wird Ihr Ungeborenes bestens versorgt

Das Wissen, dass eine salzarme und flüssigkeitsreduzierte Ernährung in der Schwangerschaft sogar ungünstige Folgen haben kann, führte zu einer grundlegenden Änderung der Ernährungsempfehlungen für Schwangere (DGE 2000). In einer normalen Schwangerschaft kommt es bereits sehr früh zu einem Absinken des Blutdrucks, zu einer verstärkten Pumpleistung des Herzens und zu einer vermehrten Durchblutung der Organe, insbesondere der Nieren. Diese halten Natrium und Wasser im Körper zurück, um das gesamte Blutvolumen und Körperwasser steigern zu können. Dadurch wird das Blut »verdünnt« und hat bessere Fließeigenschaften. Gebärmutter und Mutterkuchen können so optimal durchblutet werden und das Ungeborene versorgen.

Mehrere Studien zeigen, dass sich bei salzarmer Diät von weniger als 2 Gramm Kochsalz pro Tag die Pumpfunktion des Herzens und der Gefäßwiderstand eher ungünstig entwickeln. Wenn das Blutvolumen kleiner wird, kommt es zur verminderten Nierendurchblutung und zu geringerer Energiezufuhr des Ungeborenen.

Fazit: In der Schwangerschaft dürfen und sollen Sie viel trinken – mindestens 2 Liter täglich – und Sie dürfen so viel Salz essen, wie Sie gerne möchten. Dies zeigt auch eine fundierte Analyse des wissenschaftlichen Netzwerks Cochrane Collaboration (Duley und Henderson-Smart 2000). Widmen wir uns daher noch kurz der Auswahl Ihrer Getränke.

Die richtige Getränkeauswahl

Alkohol – ein klares Nein

Keine Frage: Alkohol in der Schwangerschaft ist schädlich, und zwar in jeder auch noch so geringen Menge. Wenn Sie Alkohol trinken, wird dieser durch die Plazenta zu Ihrem ungeborenen Kind transportiert, erreicht über das Blut die Zellen des wachsenden Organismus und kann sie dabei schädigen. Ihr Kind scheidet den Alkohol ins Fruchtwasser aus, trinkt dieses anschließend und nimmt damit den Alkohol noch einmal auf – der schädliche Stoff erreicht das Kind also mehrfach, seine Wirkung vervielfacht sich. Es kann zu körperlichen und geistigen Entwicklungsstörungen, Fehlbildungen und Verhaltensstörungen bei Ihrem Kind kommen.

Fazit: Alkohol in der Schwangerschaft ist ein echtes »No-Go«.

Gefährdet Kaffee Ihre Schwangerschaft?

Immer wieder fragen mich schwangere Frauen, ob sie auf ihren geliebten Frühstückskaffee verzichten müssten. Zahlreiche Ratgeber warnen davor: Kaffee könne schon in geringen Mengen das Ungeborene schädigen, das Geburtsgewicht der Kinder von Kaffeetrinkerinnen sei niedriger, schon bei zwei Tassen Kaffee am Tag sei das kindliche Gewicht um 70 Gramm geringer. Da schwarzer Tee, Cola und Bitterschokolade ebenfalls Koffein enthalten, wird der Konsum dieser Produkte von den Ratgebern kurzerhand ebenfalls »verboten«.

Beim Betrachten wissenschaftlicher Studien zu diesem Thema stieß ich dann aber auf eine sehr uneinheitliche Datenlage zum Thema Koffein und Schwangerschaft. Schließlich fand ich eine fundierte Auswertung zu diesem Thema (Jahanfar 2009). Diese besagt ganz klar:

Drei Tassen Kaffee am Tag, entsprechend 300 Milligramm Koffein, bringen kein Risiko bezüglich eines verminderten kindlichen Geburtsgewichts, vorzeitiger Wehentätigkeit oder einer Wachstumsverzögerung des Ungeborenen mit sich.

Fazit: Eine gute Botschaft für alle schwangeren Kaffeetrinkerinnen: Genießen Sie Ihren Kaffee ruhig weiter, aber übertreiben Sie es nicht.

Softdrinks

Sogar bei der Auswahl des Getränks kann die Schwangere Fehler machen, so wird sie informiert. Auf Tonic Water oder Bitter Lemon sollte die Schwangere verzichten. Diese Getränke enthalten nämlich Chinin, ein bitteres, weißes Pulver, das aus der Rinde des Chinarindenbaumes gewonnen wird und zur Behandlung der Malaria eingesetzt wird. Beim Ungeborenen kann diese Substanz zu gesundheitlichen Beeinträchtigungen führen (BfR 2008).

Fazit: Sicherheitshalber verzichten Sie besser auf den regelmäßigen Konsum solcher Softdrinks. Zudem sind diese auch stark gesüßt und damit kalorienreich. Ein guter Kräutertee ist allemal wertvoller. Und wie sieht es eigentlich mit Mineralwasser aus?

Wasserauswahl, künstlich kompliziert

Beim Mineralwasser, denken Sie vermutlich, können Sie wirklich nichts falsch machen. Können Sie auch nicht. Dennoch gibt es realitätsferne Empfehlungen, die hier angeführt werden sollen, damit Sie sie besser ignorieren können. Ein empfehlenswertes Mineralwasser sollte laut »BabyCare« insgesamt mindestens 1 000 Milligramm Mineralstoffe enthalten, davon mindestens

300 Milligramm Calcium, möglichst wenig Nitrat und Nitrit und nur wenig Mangan (Friese et al. 2007). Es sollte zudem am besten »lebendiges Wasser« sein, das auch als »Wasser II« oder »geordnetes Wasser« bezeichnet wird. Man wisse heute laut angeblich wissenschaftlicher Untersuchungen, »dass sich die positiven Schwingungen (…) von hoch strukturiertem, zellgängigem Wasser direkt auf das Fruchtwasser übertragen und ein Schwingungsausgleich auf feinstofflicher Ebene stattfinden kann« (Institut für Biosensorik und Bioenergetische Umweltforschung, zit. nach Friese et al. 2007).

Nach diesem kleinen esoterischen Ausrutscher des sonst ebenso informativen wie fundierten Buches wird uns klar, dass es schwierig für Sie werden könnte, ein geeignetes Mineralwasser zu finden. Wenn Sie dann aber doch das richtige Wasser gefunden haben, um sich daraus einen Tee zu kochen, dann bleibt es kompliziert. Laut BfR ist Folgendes zu beachten (BfR 2005): Kräutertees sollen unbedingt mit sprudelndem, kochendem Wasser übergossen werden, wobei die angegebene Ziehdauer eingehalten werden muss. In den Teemischungen könnten nämlich Keime wie Salmonellen enthalten sein. Außerdem solle der Tee nicht über mehrere Stunden stehen gelassen werden, da im Tee enthaltene Sporen auskeimen könnten. Auch von Heißwasserspendern mit einer Temperatur von 80 bis 85 Grad Celsius rät das BfR aus diesem Grund ab.

> **Fazit:** Warum einfach, wenn es auch kompliziert geht? Sie brauchen vermeintliche »Frequenzen« von Wasser nicht zu berücksichtigen, und Ihre Getränke bevorzugen Sie vermutlich ohnehin frisch und nicht stundenlang abgestanden. Trinken Sie viel, aber keinen Alkohol. Damit ist alles Wichtige gesagt.

Ein Plädoyer gegen die Angst

Frauen haben während ihrer Schwangerschaft sehr häufig umweltbezogene Befürchtungen: Furcht, dem Ungeborenen zu schaden, sich falsch zu ernähren, Furcht vor schädigenden Bakterien und Mikroorganismen. Die undurchsichtige Nahrungsmittelindustrie mit Massentierhaltung, Mono-kulturen und allen damit verbundenen Nachteilen und Gefahren ist heute ein Kernpunkt dieser Befürchtungen. Die Existenz nahrungsmittelbedingter Infektionserkrankungen wie Toxoplasmose oder Listeriose, die mit einem Risiko für eine Kindesschädigung einhergehen, verstärken diese spezifischen Befürchtungen.

Als Frauenärzte sind wir laut Mutterschafts-Richtlinien verpflichtet, im Zusammenhang mit dem Stellen der Diagnose *Schwangerschaft* über Ernährung, Medikamente und Genussmittel aufzuklären. Das ist so, als würde man jede Banane mit einem Etikett beschriften, auf dem steht: »Vorsicht beim Verzehr von Bananen, Bananen bergen Risiken! Wenn man sie nicht richtig kaut, kann man daran ersticken. Wenn man zu viele Bananen isst, kann man eine Überdosis an Kalium zu sich nehmen. Und auf der Bananenschale kann man ausrutschen und sich ein Bein brechen!« Damit tragen wir ungewollt zu einer »Nahrungsmittelparanoia« bei. Das ist nicht gut.

Der Soziologe Ulrich Beck spricht in diesem Zusammenhang vom »Risikokalkül«. Er charakterisiert dieses Risikokalkül als »die mathematische Moral des technischen Zeitalters« (Beck 1991). Das trifft ins Schwarze: Dieser »mathematischen Moral« sind wir Ärzte und auch die Patienten komplett unterworfen, weil sie in unseren Köpfen steckt. Wir Ärzte werden auf diese Weise zu Risikomanagern unserer Patientinnen. Das »Guter-Hoffnung-Sein« bleibt dabei auf der Strecke. Als Schwangere verharren Sie in einer unsicher-abhängigen Wartestellung auf die nächsten Untersuchungsergebnisse von Laborwerten oder Ultraschalluntersuchungen, die ärztlich produziert und mitgeteilt werden. Es ist eine messwertorientierte »Vorsorge«, die keine wirkliche Fürsorge darstellt.

Die Körper-Historikerin Barbara Duden spricht mir aus der Seele, wenn sie in ihrem Wiener Vortrag »Vom Schwangergehen in ›guter Hoffnung‹ zur Schwangerschaft als Risikomanagement« sagt, die Schwangerschaft habe sich zu einem Vorgang entwickelt, »in dem die Frau über neun Monate lang das normgerechte Wachstum ihres Konzeptionsproduktes überprüfen soll und dazu mit den entsprechenden ›Informationen‹ beliefert wird.« Sie spricht in diesem Zusammenhang von einer neuen Glaubensform: der »Angst der Schwangeren vor dem Risiko« (Duden 2002b).

Ich plädiere hier ganz entschieden dafür, dass der Arzt seine heutige Rolle als normorientierter Kalkulator und Manager von Gesundheitsrisiken im verrechtlichten Gesundheitssystem aufgibt und zu seiner eigentlichen Aufgabe als Vermittler der guten Hoffnung findet. Das ist mein wirkliches Anliegen: Sie, die schwangeren Frauen, sollten den Mut haben, sich vom übertriebenen Risikodenken zu lösen, das Ihnen seit Beginn Ihrer Schwangerschaft suggeriert wird, damit Sie Ihre Schwangerschaft in ebendieser guten Hoffnung erleben können.

Fazit: Haben Sie den Mut, sich vom Risikodenken zu lösen, das Ihnen auf Schritt und Tritt suggeriert wird. Verhalten Sie sich verantwortungsvoll und bewusst in der Auswahl und Zubereitung Ihrer Nahrungsmittel. Dann können Sie zuversichtlich sein, dass Sie Ihrem Kind die bestmögliche Grundlage für sein Wachsen und Gedeihen bieten.

Kapitel 4

Wie notwendig ist die Reihenuntersuchung auf Schwangerschaftsdiabetes?

Ein Paradefall der »Medikalisierung der Schwangerschaft«

»Ein wachsender Anteil von Menschen weicht von irgendeiner erwünschten oder deklarierten Norm ab und wird als behandlungsbedürftig erklärt.« (Illich 2007)

Folgende Meldung aus der Berliner Charité ging vor einigen Monaten durch die deutschen Tageszeitungen: »6-Kilo-Baby ohne Kaiserschnitt geboren. (…) Die 40-jährige Mutter des Buben (…) hatte Schwangerschaftsdiabetes. Die Zuckerkrankheit führt ohne Disziplin bei der Ernährung häufig zu einem sehr hohen Geburtsgewicht.« (dpa-Meldung 25.11.2011). Das ist kein Einzelfall: Allein in Deutschland wiegen aktuell etwa 8 bis 10 Prozent aller Neugeborenen zum Zeitpunkt der Geburt mindestens 4 000 Gramm. Für das zunehmende Übergewicht der Babys wird das ebenfalls immer häufiger werdende Übergewicht der Mütter verantwortlich gemacht. Ein Drittel aller Schwangeren in Deutschland ist übergewichtig – mit steigender Tendenz. Bei diesen Frauen besteht das Risiko, in der Schwangerschaft eine Zuckerkrankheit (Diabetes) zu entwickeln. Damit sind wir beim Thema dieses Kapitels: beim sogenannten Schwangerschaftsdiabetes.

Schwangerschaftsdiabetes – was ist das?

Treten bei einer Frau erstmals im Rahmen der Schwangerschaft Blutzuckerwerte auf, die bestimmte Werte übersteigen, spricht man vom

Schwangerschafts- oder Gestationsdiabetes. Das ist eine Störung des Zuckerstoffwechsels, die unterschiedlich stark ausgeprägt sein kann. Manchmal reicht sie bis zum manifesten Diabetes mellitus.

Es gibt Risikofaktoren für einen Schwangerschaftsdiabetes: Wenn Sie starkes Übergewicht haben oder es in Ihrer Verwandtschaft Personen mit Diabetes mellitus gibt, neigen Sie zur Entwicklung dieser Krankheit. Auch falls Sie bereits in vorangehenden Schwangerschaften einen Schwangerschaftsdiabetes hatten, besteht ein größeres Risiko.

In Deutschland wurde im Jahr 2010 bei 3,7 Prozent der Schwangeren – das entspricht 24 000 Schwangeren – ein Schwangerschaftsdiabetes festgestellt.

Warum ist das so wichtig? Laut Angaben des Gemeinsamen Bundesausschusses vom 15. Dezember 2011 sind Kinder von Frauen mit Schwangerschaftsdiabetes bei Geburt schwerer als bei Frauen mit normalem Zuckerstoffwechsel. Dies kann bei der Geburt zu einer Komplikation führen, die von Geburtshelfern als Schulterdystokie bezeichnet wird. Dabei kommt es nach der Geburt des Kopfes zu einer falschen Einstellung der kindlichen Schultern im Geburtskanal. Die Geburt in ihrer letzten Phase verzögert sich. Die Schulterdystokie ist ein geburtshilflicher Notfall, denn es droht Sauerstoffmangel beim Baby. Dieser Zwischenfall ereignet sich in 0,2 bis 3 Prozent aller Geburten und erfordert sofortiges Handeln der Geburtshelfer.

Laut aktuellen Daten tritt die Schulterdystokie seltener auf, wenn ein bestehender Schwangerschaftsdiabetes behandelt wird: Ohne Behandlung kommt es bei drei bis vier von 100 Frauen zu einer Schulterdystokie. Mit Behandlung der erhöhten mütterlichen Zuckerwerte sind es hingegen »nur« eine bis zwei von 100 Geburten.

Zudem steigt angeblich bei Vorliegen eines Schwangerschaftsdiabetes das Risiko für eine sogenannte »Schwangerschaftsvergiftung« (Präeklampsie) der werdenden Mutter.

Der Blutzuckerbelastungstest in den Mutterschafts-Richtlinien

Bislang wird im Rahmen der Schwangerenvorsorge nicht gezielt nach erhöhten Blutzuckerwerten gesucht. Laut Mutterschafts-Richtlinien werden Sie nur mittels Urinteststreifen auf das Vorliegen von Zucker im Urin getestet. Wie bereits im ersten Kapitel dieses Buches angesprochen, sind diese Urinteststreifen allerdings in ihrer Aussagekraft vollkommen unzureichend und insgesamt nicht aussagekräftig.

Ein besseres Testverfahren stellt der sogenannte Blutzuckerbelastungstest dar. Dieser ist bislang in der Regel keine Leistung der gesetzlichen Krankenkassen. Viele schwangere Frauen haben ihn deswegen bisher aus eigener Tasche bezahlt.

Von Fachgesellschaften wird seit vielen Jahren die Einführung einer Reihenuntersuchung aller Schwangeren auf das Vorliegen eines Gestationsdiabetes gefordert. Der Gemeinsame Bundesausschuss hat die aktuellen Studien zum Thema analysiert und daraufhin am 15. Dezember 2011 beschlossen, dass der Test auf Schwangerschaftsdiabetes eine Leistung der gesetzlichen Krankenkassen werden soll. Diese Forderung soll im Laufe des Jahres 2012 umgesetzt werden.

Zukünftig wird es einen Vortest geben, der orientierend nach Auffälligkeiten der Blutzuckerwerte fahndet. Bei positiver Testung wird dann der ausführliche Blutzuckerbelastungstest durchgeführt. Er umfasst drei Blutzucker-messungen, einmal im Nüchternzustand und dann nochmals jeweils eine und zwei Stunden nach einer Testmahlzeit. Der Test findet zwischen der 24. und der 27. Schwangerschaftswoche statt.

Was, wenn erhöhte Werte festgestellt werden?

Es wurden Grenzwerte festgelegt, oberhalb derer man von einer Zuckerstoffwechselstörung ausgeht. Wenn ein Schwangerschaftsdiabetes festgestellt wird, erhalten Sie eine Ernährungsberatung und müssen Ihre Ernährung umstellen. Außerdem müssen Sie auf vermehrte körperliche Bewegung achten. Zur Unterstützung der ärztlichen Beratung gibt es ein Merkblatt mit dem Titel »Ich bin schwanger. Warum wird allen schwangeren Frauen ein Test auf Schwangerschaftsdiabetes angeboten?« Laut Merkblatt benötigen nur wenige Frauen eine Behandlung mit Insulinspritzen.

Hatten Sie einen Gestationsdiabetes, wird Ihnen nach der Geburt zu einem erneuten Blutzuckerbelastungstest geraten, um sicherzugehen, dass die Blutzuckerwerte sich wieder normalisiert haben. Frauen, die einen

Schwangerschaftsdiabetes hatten, neigen im späteren Leben zur Entwicklung eines Typ-II-Diabetes.

Fallbeispiel: Andrea B., 33 Jahre
Andrea B. erwartete ihr drittes Kind. In den ersten beiden Schwangerschaften war alles gut gegangen. Sie hat eine gesunde fünfjährige Tochter und einen gesunden dreijährigen Sohn. Beide wurden spontan geboren und waren normalgewichtig. Doch in der dritten Schwangerschaft sei leider alles ganz anders, berichtete sie mir. Ihre Frauenärztin hatte sie eingehend beraten und empfehle allen Frauen zwischen der 24. und 28. Schwangerschaftswoche einen Blutzuckerbelastungstest. Dies sei sehr wichtig für das Wohl von Mutter und Kind.

In Andreas Familie hatten zwar weder die Eltern noch andere Verwandte einen Diabetes mellitus und sie selbst war normalgewichtig und sportlich. Es bestanden also insgesamt keine Risikofaktoren für erhöhte Blutzuckerwerte. Da sie aber nichts Wichtiges versäumen wollte, hatte sie sich zum Zeitpunkt von 24 Schwangerschaftswochen in der Frauenarztpraxis zum Zuckerbelastungstest vorgestellt. Bereits seit dem Vorabend um 20 Uhr musste sie dafür nüchtern sein, in der Zwischenzeit durfte sie ausschließlich Wasser trinken. Um 8 Uhr ging es los mit dem Test. Es wurde eine Nüchternblutprobe aus der Vene entnommen, anschließend gab es 300 Milliliter einer sehr süß schmeckenden Zuckertestlösung zu trinken. Jeweils nach einer und nach zwei Stunden wurde erneut eine venöse Blutprobe entnommen. Das Blut wurde in ein Labor geschickt. Tags darauf erhielt Andrea einen Anruf von ihrer Frauenärztin: Der Test sei nicht in Ordnung, man müsse sie für weitere Untersuchungen zu einem Facharzt für Diabetologie überweisen.

Zu diesem Zeitpunkt war sie schon ziemlich in Sorge. Diese verstärkte sich durch den Besuch beim Diabetologen. Man nahm erneut Blut ab, verschrieb ihr ein Blutzuckermessgerät zur Selbstkontrolle, und sie sollte ein Blutzuckertagebuch führen. Zunächst musste sie dreimal täglich ihren Blutzuckerwert messen. Außerdem wurde eine ausführliche Ernährungsberatung und -schulung durchgeführt. Ab jetzt hieß es: tägliches Wiegen, kohlenhydratarme Kost und regelmäßige Kontrollen beim Facharzt. Falls die Werte sich nicht bessern sollten, müsse man gegebenenfalls eine Insulinbehandlung beginnen, so der Diabetologe. Jetzt fühlte Andrea sich richtig krank. Als sie wieder einen Termin bei der Frauenärztin hatte, teilte diese ihr mit, dass bei ihr jetzt eine Risikoschwangerschaft vorläge. Häufig seien die Kinder von Frauen mit Schwangerschaftsdiabetes übergewichtig. Das habe negative Konsequenzen für die Geburt. Eine Mitbetreuung durch die nahe gelegene Frauenklinik sei erforderlich, insbesondere müsse ab jetzt immer wieder eine spezielle Ultraschalluntersuchung, eine Dopplersonografie, erfolgen. Damit würde die Durchblutung der kindlichen Blutgefäße und des Mutterkuchens gemessen.

Das war erneut eine sehr beunruhigende Nachricht für Andrea. Hinzu kam das organisatorische Problem, wie sie ihre Kinder versorgen und zugleich regelmäßig Blutzucker messen sowie all die Termine wahrnehmen sollte. Der Alltag veränderte sich. Die Nahrungsaufnahme erfolgte genau geregelt und kohlenhydratorientiert, sie hetzte von Termin zu Termin und ihre einstmals heitere Grundstimmung hatte sich in einen ängstlich-beunruhigten, von Blutzucker- und anderen Messwerten abhängigen inneren Zustand gewandelt.

Die Wochen vergingen, bei den Ultraschallmessungen wurde wiederholt festgestellt, dass der Bauchumfang des Kindes zu groß war, und auch die Fruchtwassermenge war erhöht. Alle anderen Werte waren zufriedenstellend, eine Insulinbehandlung war nicht erforderlich. Anstelle der 14 im Mutterpass vorgesehenen Untersuchungstermine hatte Andrea 26 Untersuchungstermine bei der Frauenärztin – die Termine beim Diabetologen nicht eingerechnet. Ihre Schwangerschaft war eine dauerüberwachte, kontrollierte Schwangerschaft.

Mit 39 Schwangerschaftswochen, also eine Woche vor dem Geburtstermin, setzten die Wehen ein und es kam zur spontanen Geburt. Ein gesundes Mädchen kam zur Welt. Es wog bei der Geburt 3 680 Gramm und heißt Anna. Anna war normalgewichtig und vital, alle Werte waren gut. Andrea und ihr Ehemann waren überglücklich.

Doch dann sollte das Baby wegen der erhöhten mütterlichen Blutwerte von Kinderärzten überwacht werden, weil bei solchen Kindern häufiger Neugeborenenkrämpfe und Unterzuckerung auftreten. Das dämpfte die Freude wieder ein wenig, Besorgnis kam auf. Andrea und ihr Mann wollten das Beste für

Anna und hofften, dass ihr Baby sich gut an die neuen Lebensbedingungen anpassen würde.

Alles ging gut, Andrea wurde am dritten Tag nach Hause entlassen. Beim Entlassungsgespräch wurde der Wöchnerin geraten, sich nach sechs Wochen erneut beim Diabetologen zum Zuckerbelastungstest vorzustellen – das Risiko für einen Typ-II-Diabetes sei bei ihr kurzfristig und auf längere Sicht erhöht.

Es gibt viele Schwangere, die so wie Andrea vor mir sitzen. Sie kommen als gesunde junge Frauen in die Praxen ihrer Ärzte und gehen als Kranke oder potenziell Kranke. Sie werden behandelt wie gefährdete Personen, die dauerüberwacht werden müssen – wie Frauen, die durch ihre Stoffwechsellage, ihr zu hohes Gewicht eine Gefahr für das Ungeborene darstellen. Und sie fühlen sich deswegen oftmals besorgt und schuldig.

Fazit: Ich denke immer wieder darüber nach, ob Sie als Schwangere nicht glücklicher und unbesorgter sein könnten, wenn Ihnen diese Untersuchungen und deren Konsequenzen erspart blieben. Welchen Hintergrund hat dieser Test auf das Vorliegen eines Schwangerschaftsdiabetes? Wir müssen uns fragen, ob eine ungezielte Blutzucker-Reihenuntersuchung wirklich sinnvoll ist.

Wie gefährlich ist der Schwangerschaftsdiabetes eigentlich?

Lassen Sie uns doch einmal verfolgen, warum es so lange gedauert hat, bis der Blutzuckertest für Schwangere nun endlich eine Leistung der gesetzlichen Krankenkassen wurde. Blicken wir zurück auf den Gang der Beratungen des Gemeinsamen Bundesausschusses (G-BA), so wird offensichtlich, dass es schwierig ist, dieser Untersuchung einen ganz eindeutigen Nutzen abzugewinnen. Die Bedeutung des Gestationsdiabetes wird weltweit seit etwa 30 Jahren kontrovers diskutiert. Über die Einführung eines Screenings aller Schwangeren auf einen Schwangerschaftsdiabetes wird in Deutschland bereits seit dem Jahr 2002 beraten. In der Folge wurden die Diskussionen abgebrochen, da aus den vorliegenden Studien nicht ersichtlich wurde, wie sich ein gestörter mütterlicher Zuckerstoffwechsel tatsächlich auf den Verlauf von Schwangerschaft und Geburt auswirkt.

Wir halten fest: Der Blutzucker-Belastungstest wurde im ersten Anlauf nicht eingeführt, weil sein Nutzen nicht nachgewiesen werden konnte.
Insbesondere die Schwierigkeit, wissenschaftlich fundierte Grenzwerte für die Blutzuckermesswerte zu formulieren, führte dazu, dass der generelle Blutzuckertest für alle Schwangeren nicht als sinnvolle Maßnahme empfohlen werden konnte (G-BA 15.12.2011).

Erst drei Jahre später wurden die Beratungen des Gemeinsamen Bundesausschusses zu diesem Thema wieder aufgenommen. Im Jahr 2007 wurde das Institut für Qualität und Wirtschaftlichkeit im Gesundheitswesen (IQWiG) beauftragt, den Nutzen und die Notwendigkeit eines Screenings auf Schwangerschaftsdiabetes systematisch zu analysieren. Für diese Untersuchung wertete das Institut alle für das Thema wichtigen Studien aus – darunter insbesondere drei große Studien (Crowther et al. 2005, HAPO-Studie 2008, Landon et al. 2009). Die 2009 vorgelegten Ergebnisse besagten, dass die Behandlung eines Schwangerschaftsdiabetes bestimmte geburtshilfliche Komplikationen vermindern kann (IQWiG S07-01).

Der klare Nutzen der Behandlung eines Schwangerschaftsdiabetes

Was bedeutet das – »bestimmte geburtshilfliche Komplikationen verhindern«? Die Behandlung eines Schwangerschaftsdiabetes hat nur einen einzigen Nutzen: Es treten wahrscheinlich unter der Geburt weniger Schulterdystokien auf. Dieser Zusammenhang ist belegt. Dabei ist zu beachten, dass es sich um ein seltenes Ereignis handelt, welches zudem häufig ohne negative Folgen bleibt.

... und wo sie sich nicht auswirkt

Die Behandlung eines Schwangerschaftsdiabetes wirkt sich insgesamt nicht auf das Verhindern mütterlicher oder kindlicher Todesfälle aus. Ein erhöhter mütterlicher Blutzucker ist demnach für beide nicht lebensbedrohlich. Dieses Ergebnis liefert auch eine aktuelle Analyse der Cochrane Collaboration, bei der überhaupt keine positiven Effekte des Tests auf Schwangerschaftsdiabetes auf die mütterliche und kindliche Gesundheit gefunden werden konnten (Tieu et al. 2010). Es besteht auch kein Zusammenhang zwischen Gestationsdiabetes und kindlichen Fehlbildungen, wie häufig behauptet wird. Hinsichtlich der Präeklampsie – einer Schwangerschaftsvergiftung – ergibt sich lediglich ein schwacher Hinweis und kein sicherer Beleg für einen möglichen Nutzen der Behandlung des Schwangerschaftsdiabetes und es ließen sich keine Grenzwerte ermitteln (Landon et al. 2009).

Das IQWiG selbst weist darauf hin, dass es keine direkten Belege für den Nutzen des Screenings auf Schwangerschaftsdiabetes gibt, sondern lediglich indirekte Hinweise darauf.

Doch es kommt noch besser: Aus den Ergebnissen der oben genannten Studien heraus war es nämlich nicht möglich, klare Grenzwerte für die Laborwerte zu ermitteln. Diese Werte mussten nachträglich von einer Expertengruppe erarbeitet werden. Wie problematisch eine solche – letztlich willkürliche – Festlegung der Grenzwerte ist, zeigt eine aktuelle Studie aus den USA: Sie führte dazu, dass die Zahl der Schwangeren mit Gestationsdiabetes plötzlich von 2 bis 10 Prozent auf 18 Prozent aller Schwangeren anstieg (Gabbe et al. 2012)!

> **Fazit:** Die Behandlung des Schwangerschaftsdiabetes kann nur einen recht umschriebenen Nutzen vorweisen. Auf mütterliche und kindliche Todesfälle hat er gar keinen Einfluss. Dies bestätigt auch eine aktuelle Studie der renommierten Cochrane-Datenbank (Tieu et al. 2010).

Ich frage mich: Wird dieser Test nicht massiv überbewertet? Stehen der Aufwand für die Untersuchungen, die Beunruhigung und Über-Kontrollierung der Frauen tatsächlich in einem sinnvollen Verhältnis zur Aussagekraft des Tests? Ich denke nein.

Die Dramatisierung durch Fachgesellschaften

Ganz anders stellen das die Fachgesellschaften in der S3-Leitlinie »Gestationsdiabetes, Diagnostik, Therapie und Nachsorge« dar, die im September 2011 veröffentlicht wurde (AWMF-Leitlinie Nr. 057/008). Hier werden Risiken über Risiken betont:

- Als mütterliche Risiken bei einem Schwangerschaftsdiabetes werden Bluthochdruck, Harnwegsinfekte, Schwangerschaftsvergiftung und das vermehrte Auftreten von Frühgeburten aufgeführt.
- Die Babys haben das Risiko, übermäßig groß geboren zu werden. Deswegen seien häufiger Kaiserschnitte notwendig.
- Darüber hinaus wird angegeben, dass die Neugeborenen »mitunter« unter einem Atemnotsyndrom, Unterzuckerung und Trinkschwäche leiden.

Wenn Sie einen Schwangerschaftsdiabetes haben, wird ein enges Überwachungskorsett für Sie geschneidert – selbstverständlich müssen Sie dabei von speziell ausgebildeten Diabetologen betreut werden. Es gibt Ernährungstabellen, Tabellen Ihrer empfohlenen Gewichtszunahme, regelmäßige Blutzuckerselbstkontrollen, Blutzuckerkontrollen durch den Diabetologen, gegebenenfalls eine Behandlung mit Insulin, Vorgaben für die »Therapiesteuerung« sowie regelmäßige Ultraschallmessungen des Babys. All das erinnert mich an einen straff organisierten »Schwangerenvollzug«. Zu guter Letzt liefern die Diabetologen Hochrechnungen, wie hoch der zukünftige Betreuungsbedarf für schwangere Frauen wie Sie sein wird. Als Basis geben sie die steigende Zahl von Frauen mit Schwangerschaftsdiabetes an – und wenn man die Grenzwerte nochmals ändert, werden diese Zahlen vermutlich noch mehr ansteigen. Eines ist klar: Die diabetologischen Praxen jedenfalls werden durch diese Leitlinie gefüllt werden.

Auf einem Symposium über »Gestationsdiabetes – Gewicht – Bewegung« im Dezember 2011 in München war von der »Brisanz des Themas« die Rede (www.krankenpflege-journal.de). Man spricht vom Vorliegen eines Gestationsdiabetes bei 6,6 Prozent aller Schwangeren und von der berühmten Dunkelziffer, die in derlei ausbaufähigen Situationen gerne bemüht wird. Man gibt an, dass 14 Prozent der Schwangeren mit Gestationsdiabetes Insulin spritzen müssen und 60 Prozent dieser Frauen nach drei Jahren an Typ-II-Diabetes erkranken. Die Dramatisierung des Themas Schwangerschaftsdiabetes nimmt ihren Lauf.

Kann das Screening auf Schwangerschaftsdiabetes schaden?

Die offizielle Antwort lautet: Nein (IQWiG S07-01). Die Autoren der IQWiG-Studie begründen dies damit, dass auch bei Gesunden eine Diät und sogar die Insulinbehandlung nicht schädlich seien.

Ich hingegen bin überzeugt, dass Frauen durch unnötige Kontrolluntersuchungen, Überdiagnostik und Gängelei bezüglich ihres Körpergewichts gestört, verängstigt und verunsichert werden können.

Insbesondere die Behandlung des Schwangerschaftsdiabetes ist eine Belastung für werdende Mütter. In der Zeitschrift *Der Frauenarzt* heißt es zum Thema Insulinbehandlung beim Gestationsdiabetes, dass wegen der notwendigen sehr regelmäßigen Essensaufnahme, der selbst durchzuführenden Injektionen, der häufigen Blutglucosekontrollen, der besonders nachhaltigen geburtshilflichen Betreuung und der Geburtseinleitung »die Insulintherapie für die Schwangere eine nicht unerhebliche Belastung« darstelle (Schäfer-Graf et al. 2011).

In einer Untersuchung an 11 000 Schwangeren wurde gezeigt, dass bei Frauen mit einem Schwangerschaftsdiabetes signifikant häufiger eine Depression in der Schwangerschaft oder im Wochenbett auftritt als bei Frauen, die nicht an dieser Erkrankung leiden (Friedmann und Resnick 2009). Diese Studie wird in der aktuellen S3-Leitlinie für Gestationsdiabetes zitiert – doch welche Empfehlung wird daraus abgeleitet? Hier ist sie: »Bei allen Frauen mit GDM soll zum Zeitpunkt des Zuckerbelastungstests 6 bis 12 Wochen nach der Geburt der Befindlichkeitsbogen (…) als Screening-Instrument für eine depressive Verstimmung eingesetzt werden« (AWMF-Leitlinie Nr. 057/008).

Diese Empfehlung erscheint schon fast zynisch in ihrem mangelnden Einfühlungsvermögen und in ihrer Ignoranz in Bezug auf psychisch belastende Überdiagnostik durch die Ärzte selbst – die dann noch nicht einmal in der Lage sind, Sie als Schwangere wirklich zu begleiten, sondern Ihnen nur Fragebogen vorsetzen. Da liegt dann die Frage schon sehr nahe, ob die Depression bei Frauen mit Schwangerschaftsdiabetes nicht ärztlich verursacht oder mitbedingt ist.

»Blaming the victim« oder »Opferschelte«

»Blaming the victim« heißt ein Schlagwort in der Diskussion um Ethik im öffentlichen Gesundheitswesen. Damit ist gemeint, ob es in der

Vorsorgemedizin zulässig ist, den »Opfern« die Schuld zu geben. In Bezug auf den Schwangerschaftsdiabetes heißt das: Ist es erlaubt, schwangeren Frauen wegen ihres Übergewichts, wegen ihres Bewegungsmangels die Schuld dafür zuzuweisen, dass sie eine »Krankheit«, den Schwangerschaftsdiabetes, entwickeln? Disziplinlosigkeit lautet der Vorwurf. Und manch einer wird noch eine Frage draufsetzen, indem er fragt, wie hoch die entstehenden Kosten für das Gesundheitssystem durch solche vermeintlich undisziplinierten Menschen sein mögen.

Damit sind wir mitten in den ethischen Problemen der Vorsorgemedizin und des öffentlichen Gesundheitswesens: Gibt es eine allgemeine Verpflichtung zur Gesundheit? Ist das, was durch Vorsorge erreichbar ist, die Norm für alle Menschen? Ist es gerechtfertigt, Nachteile für einzelne Menschen in Kauf zu nehmen, wenn der Gesamtnutzen für die restliche Bevölkerung positiv ist? Das ist auf bloße Nützlichkeit reduziertes Denken in Reinkultur. Und das Screening ist aus genau diesem Denken entstanden.

Fazit: Das Nachdenken über ethische Dimensionen der Vorsorgemedizin ist im öffentlichen Gesundheitswesen ein Stiefkind (Schröder 2007). Wir sollten uns öfter einmal fragen, wie weit wir in unserem Übereifer gehen wollen und was wir mit unserem Handeln gegebenenfalls verursachen. Pointiert gesagt: »Ist das präventiv Erreichbare die Norm für alle Menschen? Gibt es eine Pflicht zur Gesundheit?« (Kuhn und Wildner o. J.)

Kritische Gedanken zum Screening

Wir leben in einer Zeit, in der Screening-Untersuchungen modern sind. »Screening« bedeutet so viel wie Reihenuntersuchung. Beim Screening auf Gestationsdiabetes handelt es sich um einen »Siebtest« aller Schwangeren, der auf Blutzuckerwerten beruht.

Gegen diese wie auch gegen alle anderen Screening-Untersuchungen bestehen ganz grundsätzliche ethische Bedenken. Sie wurden exemplarisch vom britischen National Screening Committee und vom dänischen Ethikrat erarbeitet und im Detail erörtert (UK National Screening Committee o. J., Danish

Council of Ethics 2001). Dazu gehört, dass eine große Zahl von Menschen aus dem Screening keinen gesundheitlichen Nutzen zieht, viele Menschen aber durch das Screening oder sich daraus ergebenden Untersuchungen Schaden nehmen könnten. Durch falsche Ergebnisse können durchaus körperliche, psychische und andere Schäden hervorgerufen werden. Zudem wird als ein wichtiges Argument angeführt, dass möglicherweise nur ein erhöhtes Risiko anstelle einer tatsächlichen Krankheit diagnostiziert wird.

Die Stellungnahme warnt ausdrücklich vor einer Überdiagnostik der gescreenten Bevölkerung:»Möglicherweise kommt es durch die Entdeckung von Personen, die zwar positiv getestet werden, die aber nie eine symptomatische Erkrankung entwickelt hätten, zu einer Überdiagnostik.« (IQWiG P08-01)

Diese Aussagen halte ich für sehr wichtig: Durch Screening-Untersuchungen wie den ungezielten Blutzuckerbelastungstest für alle Schwangeren wird möglicherweise nur ein erhöhtes Risiko behandelt – und gar keine Erkrankung.

So weit sind wir Ärzte schon gekommen: Wir behandeln Risiken und keine Erkrankungen! Und weiter: Frauen, die positiv getestet werden, haben möglicherweise gar keine Erkrankung, sondern nur ein positives Testergebnis. Das führt im Fall des Blutzucker-Screenings zur Überdiagnostik unzähliger schwangerer Frauen. Überdiagnostik, die Angst und falsche Beunruhigung schafft. Davor warnt – im Bezug auf das Screening im Allgemeinen – auch der dänische Ethikrat. Er fordert Schutz vor Angst und Beunruhigung beim Screening, indem die »Patienten« ausführlich aufgeklärt werden und man intensiv mit ihnen spricht.

Erkrankung oder Laborwert-Konstellation?

Krankheit ist definiert als eine Störung der Funktion eines einzelnen Organs, der psychischen Funktionen oder des gesamten Organismus. Ist der Schwangerschaftsdiabetes in diesem Sinne eine Erkrankung? Nein. Es handelt sich beim Gestationsdiabetes lediglich um eine Konstellation von Laborwerten, die auf bestimmte Stoffwechselvorgänge hinweist. Mit dem Schwangerschaftsdiabetes wird von einigen Ärzten und Gesundheitsstrategen künstlich eine neue Krankheit definiert und erschaffen. Dieses Geschehen ist ein Ausdruck der allgemeinen Medikalisierung von Gesundheit durch die moderne Medizin.

Damit ist gemeint, dass die Schulmedizin quasi ein Monopol dafür hat festzulegen, was noch als gesund und was schon als krank gilt – und auch dafür, die so definierten Krankheiten zu behandeln.

Kommen wir in diesem Zusammenhang zurück auf Andrea, die junge Schwangere, deren Geschichte ich eingangs erzählte. Diese gesunde Frau ohne körperliche Beschwerden hatte bereits zwei Schwangerschaften problemlos gemeistert. Doch ihre Ärzte haben sie davon überzeugt, dass bestimmte Laborwerte unbedingt erhoben werden müssten. Sie haben die Ergebnisse interpretiert und Andrea »krank definiert«.

Immer wieder erzählen mir ältere Damen lächelnd, dass es zu ihrer Zeit noch nicht so viele Untersuchungen in der Schwangerschaft gegeben habe – und trotzdem sei alles gut gegangen … Ja, wie haben das eigentlich unsere Mütter damals in der Schwangerschaft geschafft, so ganz auf sich allein gestellt?

Brauchen wir immer mehr Untersuchungen für Schwangere?

Die Schwangerschaft wird durch eine regelrechte Untersuchungsflut medikalisiert.

Im Artikel »Medikalisierung« (www.psychology48.com) wird die Situation demaskiert und treffend zusammengefasst. Die Medizin selbst sei heutzutage zu einer »Gefahr für die Gesundheit« geworden. Die finanziellen Interessen der Pharmaindustrie im Verbund mit einem Monopol der Ärzteschaft würden bewirken, dass ständig neue Diagnosetechniken und Therapieformen – und damit auch Krankheiten – hervorgebracht würden.

Genau dies geschieht beim Test auf Schwangerschaftsdiabetes. Zuerst wird eine neue Erkrankung erschaffen, die sich ausschließlich durch bestimmte Laborwerte definiert. Anschließend werden die identifizierten »Kranken« – die Frauen mit erhöhten Blutzuckerwerten – von Ärzten mit einem Monopol, in diesem Falle von den Diabetologen, in Grund und Boden diagnostiziert, kontrolliert und therapiert.

Was das alles für Sie bedeutet

Sicherlich stellen Sie sich jetzt die Frage, was Sie denn jetzt tun sollen. Sollen Sie einen Blutzuckerbelastungstest durchführen lassen? Ich denke, dass Sie am ehesten von diesem Test profitieren, wenn Sie

- früher einmal einen Schwangerschaftsdiabetes hatten,
- deutliches Übergewicht haben oder
- Verwandte mit einem Diabetes mellitus haben.

Wichtiger aber erscheint mir die enorme, lebenslange Auswirkung des mütterlichen Lebensstils auf das gesamte Leben des Kindes (siehe Kapitel 9). Babys von übergewichtigen Müttern, die in der Schwangerschaft langfristig hohe Blutzuckerwerte haben, werden später selbst häufig übergewichtig und entwickeln einen Diabetes mellitus, hohe Blutfettwerte und/oder hohen Blutdruck.

Aus diesem Grund ist die bewusste Gestaltung der Schwangerschaft ganz wesentlich. Bewegen Sie sich ausreichend, ernähren Sie sich abwechslungsreich und mit viel Obst und Gemüse. Vermeiden Sie »Kalorienbomben« in Form von fettreicher oder kohlenhydratlastiger Kost.

> **Fazit:** Durch maßvolles Essverhalten in der Schwangerschaft können Sie als Mutter wichtige Stoffwechselwege Ihres Babys in positiver Weise prägen. Stellen Sie die Weichen für das spätere Erwachsenenleben Ihres Kindes durch diese sinnvollen Maßnahmen. Dann verliert ein Großteil des Screening-Korsetts seinen Schrecken.

Kapitel 5

Ultraschall – wie viel will ich wissen?

Ultraschall – eine Quelle von Freud und Leid in der Schwangerschaft. Vom Baby-Fernsehen und seinen Grenzen

»Achte das Recht jedes Menschenlebens, seinen eigenen Weg zu finden und eine Überraschung für sich selbst zu sein.« (Jonas 1987)

Konrad Lorenz erzählt, dass sich seine Mutter im Alter von 43 Jahren wegen der Zunahme ihres Leibesumfanges bei dem berühmten Frauenarzt Professor Rudolf Chroback vorstellte. Dieser untersuchte sie und diagnostizierte ein großes Myom, also eine gutartige Wucherung der Gebärmuttermuskulatur. Er erklärte seiner Patientin, dass sie sich den Wechseljahren nähere und dass sich Myome dann von alleine zurückbilden. Frau Lorenz erwiderte, dass der Bauchumfang eher zunehme, von Zurückbilden sei keine Rede. Bei einer Kontrolle nach zwei Monaten erklärte Frau Lorenz, dass das Myom weiter gewachsen sei. Dies musste der Frauenarzt nach einer Untersuchung zugeben. Die Patientin fragte ihn, ob es keine andere Möglichkeit als die eines Myoms gebe. Dies sei ganz ausgeschlossen, meinte der Gynäkologe. Daraufhin Frau Lorenz: Es hilft Ihnen bestimmt weiter, wenn ich Ihnen sage, dass mein Myom ausgesprochene Eigenbewegungen zeigt. Nach Ablauf einiger Monate wurde Frau Lorenz von einem gesunden Jungen entbunden, der auf den Namen Konrad getauft wurde. Seine Memoiren beginnt der berühmte Verhaltensforscher und Nobelpreisträger später mit den Worten: »Am Anfang hat man geglaubt, ich sei ein Myom« (zit. nach Lauritzen 1992). Solche medizinischen Irrtümer sind heute, der Ultraschalltechnologie sei Dank, sehr selten.

»Baby-Fernsehen ist schön«

Im heutigen Praxisalltag ist der Ultraschall zu einem unentbehrlichen Helfer für die Ärzte geworden. Er hilft bei der sicheren Diagnosestellung einer Schwangerschaft und beim frühzeitigen Erkennen von Zwillingen, Drillingen und höhergradigen Mehrlingen. Im Rahmen der Mutterschaftsvorsorge sind insgesamt drei routinemäßige Ultraschalluntersuchungen vorgesehen, und zwar jeweils in der neunten bis zwölften, in der 19. bis 22. sowie in der 29. bis 32. Schwangerschaftswoche. Die Ultraschalluntersuchung dient zur genauen Bestimmung des Schwangerschaftsalters und erlaubt es, das Ungeborene zu messen, sein Wachstum zu überprüfen und seine körperliche Entwicklung zu beobachten. Mehr noch, die Ultraschalluntersuchung ermöglicht eine erste Kontaktaufnahme mit dem Ungeborenen.

Vor allem in der ersten Schwangerschaftshälfte, in der Sie selbst noch keine Bewegungen Ihres ungeborenen Kindes wahrnehmen können, wird das Betrachten des kindlichen Herzschlages und der kindlichen Bewegungen als eine Entlastung empfunden. Es ermöglicht, dass Sie sich der Vitalität Ihres Babys versichern, und gibt Ihnen zumindest für wenige Minuten die Gewissheit, dass es lebt, obwohl es noch nicht zu spüren ist.

Mit Staunen können wir per Ultraschall die Metamorphose des Ungeborenen verfolgen: zunächst nur ein wenige Millimeter langes strichförmiges Gebilde, dann die Ausbildung von Kopf und Rumpf, die Entstehung von Arm- und Beinknospen bis hin zur komplett angelegten Miniaturausgabe eines Menschen – mit Augen, Nase, Mund, Fingern, Zehen und allem, was sonst noch dazugehört. Dieses Staunen empfindet meist die ganze »Ultraschall-Gemeinschaft«, die sich vor dem Monitor des Ultraschallgerätes versammelt hat.

Die Reaktionen auf das im Ultraschall Wahrgenommene sind unterschiedlich. Manchmal fließen Tränen der Freude, Paare werfen sich glückliche Blicke zu, es gibt Umarmungen und Fragen nach dem Geschlecht des Kindes oder sorgenvolles Beobachten aus Angst vor einer eventuellen kindlichen Fehlbildung.

Vor allem kleine Kinder reagieren allerdings häufig eher überfordert. Auf den Hinweis: »Da schau einmal, da ist das Baby, da ist dein Geschwisterchen«, blicken sie sich suchend im Raum nach einem Kind um oder schauen fragend auf den Bauch der Mutter. Sie denken, dass das Baby jetzt dort herauskomme, oder erkennen auf dem Ultraschallmonitor ein »Krokodil« oder gar den »Nikolaus« (wie kürzlich in meiner Praxis geschehen). Auch manche Erwachsene haben durchaus Probleme, auf dem Monitor ein Kind oder Körperteile desselben zu erkennen.

Die Ultraschalluntersuchung in der Schwangerschaft ist für die meisten Frauen und ihre Familien ein sehr attraktiver und wichtiger Bestandteil der Vorsorgeuntersuchungen. Ultraschall kann bei allen Beteiligten Freude erzeugen. Das erlebe ich täglich.

Diese große Akzeptanz der pränatalen Sonografie bei schwangeren Frauen reflektieren übereinstimmend auch große Übersichtsarbeiten zum Thema (Garcia et al. 2002). Beim Anblick des kindlichen Körpers und Gesichts entsteht eine innere Beziehung, eine Bindung zum Kind. Diese innere Bindung nennt man heute auf Neudeutsch »Bonding«.

Ultraschall und Bonding

Das Ungeborene stellt zunächst ein in vielerlei Hinsicht komplett fremdes Element in Ihrem Bauch dar. Es wächst dort aktiv heran. Sie können es nicht sehen und erst zu einem relativ späten Zeitpunkt, meist etwa in der Mitte der Schwangerschaft, spüren. Ihre Beziehung zu diesem unbekannten Lebewesen entwickelt sich langsam und ist ein »zartes Pflänzchen«. Manche Frauen haben Probleme, das Kind in sich tatsächlich willkommen zu heißen. Andere Schwangere empfinden das Unbekannte, Fremde an diesem Lebewesen als beängstigend. Wieder andere fühlen sich gar nicht schwanger und haben Zweifel an der Existenz oder an der Vitalität des Kindes in ihrem Bauch. Das Knüpfen einer positiven emotionalen Beziehung zum Ungeborenen, das ist Bonding.

Die Rolle der Dimensionen

Mehrere Untersuchungen zeigen, dass das Sehen von Bildern des Ungeborenen während der Ultraschalluntersuchung diesen Prozess positiv unterstützt (Campbell 1982, Dykes 2001). Das gilt für den konventionellen zweidimensionalen Ultraschall wie für die drei- und vierdimensionale Sonografie in gleichem Maße. Bei der sogenannten vierdimensionalen Ultraschalluntersuchung sieht man das Baby und seine uterine Umgebung plastisch. Man sieht seine Bewegungen, Gähnen und Lachen in Echtzeit – das ist die vierte Dimension. In einer Studie wurden werdende Eltern vor und nach der dreidimensionalen Ultraschalluntersuchung mit Fragebögen bezüglich der Zuneigung zu ihrem Kind befragt. Sie zeigten ein signifikant höheres Maß an Zuneigung zum Baby nach der Sonografie, wobei dies bei den Müttern stärker ausgeprägt war als bei den Vätern (Pretorius 2006).

Ob die drei- und vierdimensionale Sonografie einen größeren Einfluss auf das Bonding der werdenden Eltern zum Kind hat als der herkömmliche zweidimensionale Ultraschall – darüber streiten sich die Gelehrten. Sicher ist, dass Mütter nach dreidimensionalem Ultraschall die Ultraschallbilder einer größeren Zahl anderer Menschen zeigen als die konventionellen zweidimensionalen Bilder und dass das kindliche Gesicht im dreidimensionalen Ultraschall besser erkannt werden kann (Ji 2005).

Durch dreidimensionalen Baby-Ultraschall ändert sich das Bild, das sich Eltern von ihrem Kind machen. In einer Studie ließ man Schwangere und deren Partner jeweils vor und nach der dreidimensionalen Sonografie Bilder vom Kind zeichnen. Dabei waren die Bilder vorher eher bildnishaft, es wurden Haare gemalt und mehr anatomische Details wie Finger, Arme, Beine. Nach der Sonografie waren die Bilder realistischer und zeigten auch die intrauterine Umwelt des Babys wie Nabelschnur, Gebärmutterwand und Mutterkuchen (Pretorius 2007).

> **Fazit:** Ultraschallbilder sprechen die Menschen an. Es sind die einzigen Resultate der Vorsorgeuntersuchungen, die nicht aus Zahlen, Werten, Scores oder Statistiken bestehen, sondern eben aus Bildern. Bilder sind uns Menschen wesentlich näher als alle Laborwerte und Risikoberechnungen der Welt. Deswegen beeinflussen diese bildlichen Darstellungen manche Entscheidung mehr als alle rationalen Überlegungen.

»Psychische Nebenwirkungen« des Ultraschalls

Ultraschall kann Freude vermitteln und fördert das Bonding. Leider ist das nicht immer so. Das folgende Beispiel zeigt, wie eine Ultraschalluntersuchung die Einstellung zur Schwangerschaft nachhaltig verändern kann.

Fallbeispiel: Jutta C., 30 Jahre

Die zahnmedizinische Fachangestellte Jutta C. erwartet ihr erstes Kind. Der bisherige Verlauf der Schwangerschaft war völlig problemlos. Jutta ist 21 Schwangerschaftswochen weit und stellt sich aktuell mit ihrem Mann zur Ultraschalluntersuchung vor. Er ist als Krankenpfleger tätig und hat sich für den heutigen Tag Urlaub genommen.

Beide möchten gerne wissen, welches Geschlecht ihr Baby hat, sie freuen sich auf ihr Kind und sind aufgeregt. Es folgt der übliche Untersuchungsgang, wir betrachten uns das gesamte Baby, seine Lage, messen den Kopf, den Bauchumfang, den Oberschenkelknochen des Babys aus und errechnen sein wahrscheinliches Gewicht. Die Fruchtwassermenge, der Mutterkuchen, alle lebenswichtigen Organe werden betrachtet. Gehirn, Herz, Nieren, Blase – alles unauffällig. Doch dann: Normalerweise enthält die Nabelschnur zwei Arterien und eine Vene. Bei dem Baby von Jutta C. fehlt eine Arterie in der Nabelschnur. Ich zögere, kontrolliere den Befund per Doppler-Ultraschall. Es bestätigt sich: Eine Nabelschnurarterie fehlt. Dieses Merkmal ist ein sogenannter Softmarker. In mir macht sich Unbehagen breit. Ich muss dem jungen Ehepaar den Befund jetzt mitteilen. Aber wie, ohne die beiden unnötig zu verängstigen? Die beiden haben schon bemerkt, dass ich nicht mehr spreche und nur noch diese eine Stelle untersuche. Sie blicken fragend.

Ich setze mich mit den beiden an den Tisch, erkläre den Befund, male auf, worum es geht, und nenne es beim Namen: singuläre Nabelschnurarterie. Beide Eltern erschrecken sehr. Sie können mir vor lauter Aufregung kaum mehr zuhören oder folgen. Sie hören nicht mehr, dass es sich um eine wahrscheinlich harmlose Abweichung handelt. Sie fragen, ob das schlimm sei. Ich verneine. Da ich sonst an dem Baby überhaupt keine Auffälligkeiten bemerkt habe, ist der Befund »nicht schlimm«.

Zur weiteren Diagnostik überweise ich Jutta sicherheitshalber an ein pränatalmedizinisches Zentrum. Dort soll das Baby noch einmal ganz genau untersucht werden, um das Vorliegen eventuell weiterer vorhandener Auffälligkeiten auszuschließen. Die beiden gehen mit einer Überweisung in der Hand ziemlich verstört nach Hause. Am nächsten Tag ruft Jutta an. Bei der Ultraschalluntersuchung in dem Zentrum habe sich der Befund bestätigt, sonst sei dort keine weitere Auffälligkeit gefunden worden. Man hat sie dort darüber aufgeklärt, dass die einzelne Nabelschnurarterie bei bestimmten Fehlbildungen auftreten kann, unter anderem beim Edwards-Syndrom, beim Pätau-Syndrom und der Trisomie 9. Außerdem sind Herzfehler und Nierenfehlbildungen häufiger bei Kindern mit singulärer Nabelschnurarterie. Jutta ist verängstigt. Alles Unbeschwerte ist aus ihrer Schwangerschaft verschwunden. Ihre Gedanken kreisen um kindliche Fehlbildungen.

Es folgen Wochen der Schwangerenbetreuung mit wiederholten Ultraschall-kontrollen und der steten Beruhigung der Schwangeren. Das Kind entwickelt sich gut, ist allerdings nicht sehr groß. Mit 39 Schwangerschaftswochen kommt es zur spontanen Geburt eines vollkommen gesunden Sohnes, der nicht die geringste Fehlbildung aufweist. Er wiegt 2 800 Gramm.

Ultraschall-Softmarker – ein diagnostisches und ethisches Dilemma

Was sind diese sonografischen Softmarker? Im Gegensatz zu den »harten« Fakten, die bei der pränatalen Ultraschalluntersuchung ganz eindeutig auf eine kindliche Fehlbildung oder Erkrankung hinweisen, sind die Softmarker in ihrer Aussagekraft eher unklar und schwammig. Wenn solche auffälligen Strukturen vorhanden sind, ist die Wahrscheinlichkeit für bestimmte Veränderungen oder Erkrankungen beim Kind erhöht, und zwar meist nur leicht erhöht.

Softmarker haben also einen bloßen Hinweischarakter. Sie weisen rein statistisch gesehen auf ein Risiko hin.

Wenn mehrere Softmarker kombiniert auftreten, ist die Wahrscheinlichkeit größer, dass eine kindliche Fehlbildung oder Erkrankung vorliegt. Wichtig aber ist vor allem Folgendes: Einzelne (isolierte) Softmarker sind in den allermeisten Fällen ohne irgendeine klinische Bedeutung. Die einzelne Nabelschnurarterie, die bei Juttas Sohn gefunden wurde, tritt bei jeder

100. Schwangerschaft auf. Von diesen Kindern haben aber nur 6,2 Prozent Herzfehler und 6,5 Prozent Nierenfehlbildungen.

Neben der einzelnen Nabelschnurarterie gibt es zahlreiche weitere Softmarker, die im Ultraschall auffallen (siehe Tabelle 1).

Noch vor 20 Jahren waren die meisten dieser Softmarker noch gar nicht bekannt, weil die Ultraschallgeräte diese nicht sichtbar machen konnten. Damals sah man auf dem Bildschirm des Gerätes nur pixelige, grobkörnige schwarz-weiße Bilder mit geringer Auflösung. Sie ähnelten einem Schneegestöber. Erst die enorme Entwicklung der Ultraschalltechnologie in den vergangenen Jahren hat das Auffinden dieser Details möglich gemacht.

Softmarker bewirken, dass das Baby zum Patienten wird, bevor es überhaupt geboren ist. Sie bedeuten nicht, dass das Kind krank ist, sondern dass es von seinem Aussehen her nicht komplett in ein vorgegebenes Schema der »Normalität« passt. Deswegen trägt es angeblich eventuell ein höheres Risiko für eine Fehlbildung.

Gerade in der Phase der Entdeckung der ersten Softmarker wurden die neuen Befunde häufig falsch interpretiert. Viele Frauen wurden unzureichend beraten (Getz 2003).

Wie wirkt sich die Diagnose eines Softmarkers aus?

Das so empfindsame Bonding zwischen Ihnen als Mutter und Ihrem ungeborenen Kind kann durch die Feststellung eines Softmarkers erheblich beeinträchtigt werden. Eine Studie zeigt, wie sehr die Angst schwangerer Frauen und ihrer Partner steigt, wenn Plexuszysten im Gehirn ihres Babys festgestellt werden. Andere Untersuchungen ergaben, dass die Ungewissheit der Situation und das fortgesetzte angstvolle Warten Schwangere grundlegend verunsichert. Sie beginnen in sich hineinzuhören und beurteilen zahlreiche Körperwahrnehmungen als mögliche Symptome einer krankhaften Entwicklung (Larsson 2009, Carolan 2009). Die Sorge verstärkt sich, wenn die schwangere Frau ein grundsätzlich ängstliches Wesen, negative Stimmung und schlechte Erfahrungen in vorangegangenen Schwangerschaften gemacht hat (Statham 1997). *Dies ist umso wichtiger, als die emotionale Reaktion einer Mutter potenziell einen direkten oder indirekten Einfluss auf die biologische Entwicklung ihres ungeborenen Kindes haben kann (Getz 2003).*

Sonografischer Softmarker (Fachbegriff)	Erläuterung
Vergrößerte Nackentransparenz	Ungewöhnlich große Flüssigkeitsansammlung im Bereich des kindlichen Nackens
Dorsonuchales Ödem	Ausgeprägte Flüssigkeitsansammlung an Teilen des Rückens sowie am Nacken des Babys
Hydrops fetalis	Große Flüssigkeitsansammlung im kindlichen Körper
Plexus-choroideus-Zysten	Zystische Strukturen im Gehirn des Babys
White Spots	Helle, golfballförmige Areale in den Herzkammern des Babys
Vergleichsweise kurze Röhrenknochen	Länge von Oberarm und/oder Oberschenkel beim Baby zu kurz
Hypoplastischer Nasenbeinknochen	Nasenbein des Babys ist kurz
Sandalenlücke/ Sandalenfurche	Großer Abstand zwischen erster und zweiter Zehe des Babys
Unübliche Kopfform und/ oder unübliche Kopfgröße	Schädelform unüblich lang, kurz oder flach, Kopf zu klein oder zu groß
»Geballte Faust« (Clenched Fist)	Übereinandergeschlagene, überlappende Finger beim Baby
Echogener Darm	Helle Strukturen im kindlichen Darm
Double-Bubble-Phänomen	Doppelblase im Oberbauch des Babys durch Flüssigkeit im Magen und im Dünndarm
Echogene Nieren	Hell kontrastierte kindliche Nieren
Grenzwertige Weite des Nierenbeckens	Nierenbecken erweitert
Grenzwertige Erweiterung der Hirnventrikel	Kindliche Hirnwasserräume sind erweitert
Einzelne (singuläre) Nabelschnurarterie (SNA)	Nabelschnur hat nur eine Nabelschnurarterie statt zwei
Offener Vermis cerebelli	Veränderung im kindlichen Gehirn
Polyhydramnion	Fruchtwassermenge zu groß
Oligohydramnion	Fruchtwassermenge zu gering

Tabelle 1: Sonografische Softmarker beim Ungeborenen

Kommunikation ist gefragt – aber wie?

Häufig wird der mangelnde Austausch zwischen Untersucher und schwangerer Frau in dieser Situation bemängelt. Auch ich komme in solchen Fällen immer wieder ins Stammeln: Wie soll ich das Risiko eines Softmarker-Befundes mitteilen, von dem ich noch nicht einmal selbst weiß, ob der Befund tatsächlich auf ein Risiko hindeutet? Das ist auch für mich als Ärztin unangenehm, weil ich niemanden grundlos beunruhigen will und doch zutreffende Angaben machen möchte.

Ich nehme an, dass viele Kolleginnen und Kollegen diesen ärztlichen Konflikt ebenso empfinden wie ich. Es gab und gibt aus diesem Grund immer wieder die Überlegung, ob Softmarker-Befunde überhaupt mitgeteilt werden sollen. Da sind wir mitten im ethischen Dilemma der Softmarker: Ein Verschweigen des Befundes ist grundsätzlich nicht richtig, weil das einen Vertrauensbruch der Patientin gegenüber darstellt. Außerdem spielt hier die rechtliche Absicherung des Arztes eine Rolle für den Fall, dass eben doch eine kindliche Fehlbildung vorhanden sein sollte. Auf der anderen Seite bringt die Befundmitteilung die gesamte Lawine der Ungewissheit und Verängstigung ins Rollen. Was wir auch tun, es ist eine problematische Situation für alle Beteiligten. Manchmal wünschte ich, dass ich im Ultraschall nur noch die wirklich relevanten Dinge sehen könnte.

Leider habe ich in den zahlreichen Kursen und Vorträgen zur Ultraschalldiagnostik noch nie etwas über mögliche psychische Auswirkungen oder über die Kommunikation angeblich auffälliger Befunde gehört. Das fällt bei all der Technik-Verliebtheit der Ultraschallspezialisten unter den Tisch. Oder es wird stillschweigend an die Psychosomatik-Kongresse delegiert, die nur von einer Minderheit der Frauenärzte besucht werden.

Über die vorgeburtliche Bestimmung des Geschlechts mittels Ultraschall

Viele Ehepaare wollen so bald wie möglich das Geschlecht ihres ungeborenen Kindes wissen. In Deutschland gibt es keine offensichtlichen Präferenzen bezüglich des kindlichen Geschlechts. Mädchen sind im Allgemeinen genauso willkommen wie Jungen. Dennoch ist Vorsicht bei der Mitteilung des voraussichtlichen Geschlechts des Ungeborenen nach einer Ultraschalluntersuchung geboten. Eine wissenschaftliche Studie untersuchte, welche Konsequenzen ein versehentlich falsch bestimmtes Geschlecht des Babys vor der Geburt haben kann. Beschrieben werden Konflikte mit dem Ehepartner bis hin zu häuslicher Gewalt, negative Wahrnehmung der Ultraschalluntersuchung und eine problematische Einstellung zum Neugeborenen (Chigbu 2008).

Das Ersttrimesterscreening

Fortschritte in Ultraschalltechnologie und Forschung ermöglichten in den letzten Jahren immer frühere Ultraschalluntersuchungen. So kam es, dass seit den 1990er-Jahren ein Screening angeboten wird, das Ungeborene auf das Vorliegen eines Downsyndroms überprüft. Diese Untersuchung wird im ersten Trimester der Schwangerschaft, genauer gesagt zwischen 11 und 13 Schwangerschaftswochen, in Kombination mit einer Analyse des mütterlichen Bluts durchgeführt. Es wird als Ersttrimesterscreening bezeichnet. Wir werden uns im Kapitel 7 dieses Buches noch intensiver mit diesem Thema beschäftigen.

Es gibt durchaus kritische Gedanken zum sogenannten Ersttrimesterscreening. Denn die frühere Diagnose einer Auffälligkeit hat einen größeren emotionalen Langzeiteffekt als ein späterer Befund – möglicherweise noch über die Geburt hinaus (Fisher 2011). Zudem kommen die werdenden Eltern bei einem auffälligen Befund gegebenenfalls in Zugzwang: Sollen wir eventuell noch weitere Untersuchungen durchführen lassen? Würden wir eine Abtreibung vornehmen, wenn sich ein Downsyndrom bei unserem Baby bestätigt? Wie viel wollen wir eigentlich wissen?

Ultraschalluntersuchung – psychisch invasiv

Die Situation der Ultraschalluntersuchung – der Raum abgedunkelt, Sie als Schwangere liegend, gemeinsam mit dem Arzt den Bildschirm betrachtend – erinnert an eine klassische psychoanalytische Sitzung. Sigmund Freud selbst hat seine Therapiestunden unter ähnlichen Bedingungen abgehalten, um seine Patienten in einen Zustand der Entspannung zu bringen und ihnen das Zurückgleiten in eigene frühe Kindheitsphasen zu ermöglichen. Dies geschieht auch bei der Ultraschalluntersuchung. Was währenddessen gesehen und gesprochen wird, geht tief. Deswegen kann ein unbedachtes Wort oder eine ungenügende Erklärung, ja sogar die Mimik des Arztes während der sonografischen Untersuchung Zweifel säen und Angst hervorrufen.

Immer wieder wird die Ultraschalluntersuchung in Lehrbüchern, Vorträgen und Informationsbroschüren als eine nicht-invasive Methode bezeichnet. Invasiv bedeutet »eindringend«. Sie wird der Fruchtwasseruntersuchung gegenübergestellt, bei der mit einer Nadel durch die mütterliche Bauchdecke gestochen und Fruchtwasser aus der Fruchthöhle abgesaugt wird. Die Fruchtwasseruntersuchung ist damit in der Tat ein invasives, ein in den Körper eindringendes und verletzendes Vorgehen. Ich empfinde allerdings die Ultraschalluntersuchung, die so häufig Ungewissheit erzeugt und Angst und Zweifel sät, als nicht weniger invasiv.

> **Fazit:** Die Ultraschalluntersuchung kann auf psychischer Ebene verletzen. Das hat weitreichende Folgen für die Beziehung zwischen Mutter und Kind. Ultraschall ist psychisch invasiv.

Kommunikation, das Zauberwort

Das Gespräch zwischen Ihrem Arzt und Ihnen als werdender Mutter, die Art und Weise, wie Ihnen Befunde erläutert werden, und die persönliche Zuwendung sind von ganz eminenter Wichtigkeit. Das erzählen mir immer wieder schwangere Frauen, das erleben wir jeden Tag. Auch wissenschaftliche Untersuchungen ergeben dies – das Thema wird in den vergangenen Jahren erfreulicherweise zunehmend bearbeitet. Dass es auf diesem Gebiet aber noch erhebliche Defizite gibt, zeigen Buchtitel wie dieser: *Beim ersten Kind gibt's tausend Fragen. Alles, was Ärzte nicht sagen, Männer nicht wissen und nur die beste Freundin verraten kann* (Iovine 2010).

Kürzlich erhielt ich den Brief eines Arztes, der eine pränataldiagnostische Untersuchung bei einer schwangeren Patientin durchgeführt hatte. Er enthielt folgenden Passus über die Aufklärung der Schwangeren: »Die

Patientin wurde über die Möglichkeiten und Grenzen der Pränataldiagnostik und Risikoabschätzung beraten. Mit der Patientin wurde besprochen, dass durch eine alleinige Ultraschalluntersuchung einige kindliche Erkrankungen, wie z. B. die Trisomie 21 (Downsyndrom), bestimmte Herzfehler oder kindliche Infektionen, methodisch bedingt nicht sicher ausgeschlossen werden können. Auf die Möglichkeit, dass sich Veränderungen erst im weiteren Verlauf der Schwangerschaft ergeben können, wurde hingewiesen. Das Recht auf Nichtwissen wurde ebenso wie die rechtlichen Grundlagen zur Schwangerschaftsberatung erörtert.« Na, da ist doch alles klar, oder? Das Ganze hört sich an, als ob es ein Anwalt für den Arzt geschrieben habe. Ein juristischer Rundumschlag, der keine Fragen offenlässt. Es wird klar, von welcher Absicherungsmentalität das ärztliche Denken und Sprechen heutzutage geprägt ist.

Eine Pilotstudie über die Kommunikation zwischen Arzt und Patientin in der Pränataldiagnostik zeigte, dass diese ganz auf Krankheiten konzentriert ist. Dadurch sei es nicht möglich, in kritischen Situationen angemessen auf die Gefühle der werdenden Eltern einzugehen (Zecca 2006).

Eine weitere Studie ergab, dass Frauen, die beim Ultraschall unerwartet eine ungünstige Diagnose erhalten, sich Folgendes wünschen (Lalor 2007):

- eine schnelle, ausführliche Information,
- eine rasche Überweisung zu einem Spezialisten für Pränataldiagnostik,
- schriftliches Informationsmaterial,
- die kontinuierliche Betreuung durch eine ärztliche Bezugsperson und
- Einfühlungsvermögen des Arztes und des gesamten Teams.

Ein Schritt in die richtige Richtung

Auch in Deutschland wurde die mangelhafte Kommunikation zwischen Arzt und Patientin in solch schwierigen Situationen bemängelt. Dies führte zum Erlass des »Gesetzes zur Änderung des Schwangerschaftskonfliktgesetzes (SchKG)«, das am 1. Januar 2010 in Kraft getreten ist. Darin wird festgelegt, dass der Arzt, wenn er Ihnen einen ungünstigen Befund der pränatalen Untersuchung mitteilen muss, diesen in verständlicher Form erläutern soll. Er muss Sie »ergebnisoffen« über psychosoziale und medizinische Aspekte informieren. Sie erhalten Informationsmaterial. Außerdem soll ein

Fachkollege hinzugezogen werden, der über Spezialwissen zur festgestellten Gesundheitsschädigung verfügt. Sie haben Anspruch auf psychosoziale Beratung, bei Bedarf wird Ihnen ein entsprechender Kontakt, eventuell auch zu Selbsthilfegruppen, vermittelt.

In meinen Augen bedeutet dieses Gesetz einen erheblichen Fortschritt, da Ärzte mit klaren Handlungsanweisungen unterstützt werden. Für Sie als Schwangere besteht erstmals ein definierter Anspruch auf ausreichende Beratung. Sie werden nicht alleingelassen.

Was spürt Ihr Baby vom Ultraschall?

An Ihr Baby haben wir bei unseren Überlegungen zur Pränataldiagnostik noch gar nicht gedacht. Wir können naturgemäß nicht wissen, was es empfindet, wenn wir mit einem Scanner auf Ihren Bauch drücken und beginnen, Schallwellen zu senden. Nach wenigen Minuten der Ultraschalluntersuchung werden fast alle Babys unruhig, bewegen sich vermehrt. Das geschieht schon sehr früh in der Schwangerschaft, mit zehn bis elf Schwangerschaftswochen. Was nimmt das Ungeborene davon wahr? Zur Anfangszeit der Ultraschalluntersuchung, vor inzwischen 40 Jahren, hat diese Frage die Mediziner intensiv beschäftigt. Auch viele Mütter haben sich früher wegen der Sicherheit der Ultraschalluntersuchung Sorgen gemacht. Heute kommt das eher selten vor.

In Europa gibt es heute eine sogenannte »Watchdog«-Gruppe, die sich mit den möglichen Risiken der Anwendung von Ultraschall in der Medizin befasst. Auch Mitarbeiter der berühmten *Mayo Foundation* in Rochester befassen sich mit der Frage, was Ungeborene vom Ultraschall spüren können.

Beim Ultraschall werden Schallwellen mit mehr als 20 000 Schwingungen pro Sekunde ausgesendet. Sie sind für das menschliche Ohr nicht hörbar. Die Forscher gehen aber davon aus, dass durch die Ultraschallwellen Sekundärvibrationen ausgelöst werden, die das Baby spüren kann.

Ultraschallgeräte erzeugen zudem die Schallwellen in periodischen Abständen, die weniger als eine Tausendstelsekunde dauern. Dabei entstehen klopfende Geräusche, die das Ungeborene wahrscheinlich wahrnehmen kann. Mittels bestimmter Messgeräte, sogenannter Hydrophone, wurden diese Geräusche in der Gebärmutter untersucht. Es handelt sich um ein Summen, das den höchsten Pianotönen ähnelt und einen Geräuschpegel von etwa 100 Dezibel aufweist. Das entspricht am ehesten der Lautstärke eines einfahrenden Zuges. Man geht heute weltweit davon aus, dass die Ultraschalluntersuchung und die Ultraschallenergien (die sich im Laufe der letzten 15 Jahre verdreifacht bis verachtfacht haben) dem Ungeborenen nicht schaden. Dennoch soll die jeweilige Untersuchung sicherheitshalber nicht länger als notwendig dauern. Gleiches gilt für die Dopplersonografie, eine spezielle Ultraschallmethode, bei der es im untersuchten Gewebe unter bestimmten Umständen zu einem nachweisbaren Temperaturanstieg kommen kann.

Immer wieder wird diskutiert, ob die Ultraschalluntersuchung in der Schwangerschaft mit einem vermehrten Auftreten verschiedener Erkrankungen des Babys verbunden ist. Die Weltgesundheitsorganisation hat in einer umfangreichen Übersichtsarbeit hierzu mitgeteilt, dass dies nicht der Fall ist. Auch psychische Störungen oder eine verminderte Intelligenz waren bei den pränatal mit Ultraschall untersuchten Babys nicht feststellbar (Torloni et al. 2009).[4] Auch in dieser Hinsicht ist Ultraschall eine sichere Technologie.

Was bewirkt die Ultraschalluntersuchung in der Schwangerschaft?

Die Leitlinie »Empfehlungen zu den ärztlichen Beratungs- und Aufklärungspflichten während der Schwangerenbetreuung und bei der Geburtshilfe« gibt den Ärzten das Ziel aller vorgeburtlichen Untersuchungen vor, nämlich »Risiken für Mutter und Kind rechtzeitig zu erkennen, eine optimale Behandlung zu gewährleisten und Befürchtungen der Schwangeren vor der Geburt und in Bezug auf die Gesundheit des Kindes abzubauen.« (AWMF-Leitlinie Nr. 015/043)

Erreichen wir dieses Ziel? Nein, ganz sicher nicht. Im Gegenteil: Unsere heutige Pränataldiagnostik mit allen Ambulanzen und Spezial-Ambulanzen verursacht und vermehrt die Befürchtungen schwangerer Frauen wie

---

4 In mehreren Untersuchungen zeigte sich allerdings, dass unter den männlichen Neugeborenen seit Einführung der Ultraschalluntersuchung vermehrt Linkshänder vertreten sind (Torloni et al. 2009). Die Ursache hierfür ist unklar.

Ihnen, statt sie »abzubauen«. Wie könnte eine so professionelle und gezielte Suche nach allen möglichen kindlichen und mütterlichen Risiken denn auch beruhigend wirken? Der Begriff »Risiko« schwebt heute über jeder Schwangerschaft. Die Schwangere und der Fetus sind diejenigen, die mit einem potenziell zu ermittelnden Risiko behaftet sind. Der Arzt ist der Risikomanager.

Früher, vor 150 bis 200 Jahren, hatten die schwangeren Frauen, wie Barbara Duden dies ganz trefflich analysiert hat, komplett andere Befürchtungen: Sie fürchteten sich vor einem Blitz oder vor einem Brand. Sie glaubten, das Gesehene könne sich über ihre Augen dem Ungeborenen einprägen. Sie fürchteten den »bösen Blick« der Unfruchtbaren, den Neid anderer Frauen (Duden 2002a). Sie hatten Angst vor Mäusen, weil dann das Kind mit einem Muttermal geboren würde, und natürlich vor Hexen (Grabrucker 1989). In der jüdischen Mythologie gab es den bösen weiblichen Dämon Lilith, der den Wöchnerinnen die neugeborenen Kinder raubte. Mit Amuletten, Gebeten und beschwörenden Formeln schützte man sich vor diesem Wesen (Hurwitz 2011).

Die Ängste haben sich gewandelt. Nicht mehr Dämonen, Mäuse oder Hexen werden heute gefürchtet. Das »Risiko« selbst ist zum neuen Dämon der Schwangeren geworden, der vielfältig in Erscheinung tritt: Alter, Infektionen, Fehlbildungen, hoher Blutdruck, Schwangerschaftsdiabetes – die Liste wäre beliebig fortzusetzen. Vor diesen Risiken können Sie sich als Schwangere nicht selbst schützen. Es gibt keine Amulette und Beschwörungen mehr gegen das Bedrohliche, so wie früher. Heute sind Sie vielmehr abhängig von denen, die sich auf das Erkennen der Risiken und ihr Management spezialisiert haben: von den Ärzten.

Der Ausweg – die Änderung der Richtlinien

Das Institut für Qualität und Wirtschaftlichkeit im Gesundheitswesen, kurz IQWiG, erhielt bereits im Jahr 2005 vom Gemeinsamen Bundesausschuss den Auftrag, die Testgüte des Ultraschall-Screenings in der Schwangerschaft zu ermitteln. So entstand ein sehr ausführlicher und fundierter Bericht, aus dem sich im September 2010 eine Änderung der Mutterschafts-Richtlinien ergeben hat (IQWiG P08-01). Diese ist allerdings noch nicht in Kraft getreten. Was wird sich ändern?

Es bleibt bei drei vorgesehenen Ultraschalluntersuchungen im Rahmen der Schwangerenvorsorge. Allerdings verschieben sich drei Termine zeitlich jeweils um etwa eine Woche nach vorne. Es gibt zwei entscheidende Neuerungen: Erste entscheidende Änderung ist die verpflichtende Einführung eines Aufklärungsgesprächs vor der Durchführung der ersten Ultraschalluntersuchung (zwischen acht und elf Schwangerschaftswochen) sowie vor der zweiten Ultraschalluntersuchung (zwischen 18 und 21 Wochen). Dieses Gespräch soll klar und deutlich über Ziele, Inhalte, Grenzen und mögliche Folgen der Untersuchung aufklären.

Die zweite Änderung ist die Einführung einer Wahlmöglichkeit bei der zweiten Ultraschalluntersuchung. Als Schwangere haben Sie nun zwei Optionen:

- Sie können sich entweder für eine Ultraschalluntersuchung mit Ausmessen des Babys ohne eine gezielte systematische Untersuchung des Kindes im Hinblick auf Fehlbildungen entscheiden. Das bedeutet den ausdrücklichen Verzicht auf eine Fehlbildungsdiagnostik.

- Oder Sie wählen die zweite Variante, bei der Ihr Baby ausgemessen wird und zusätzlich durch einen besonders qualifizierten Untersucher ausführlich mit Hinblick auf Fehlbildungen untersucht wird. Das bedeutet eine ausdrückliche Entscheidung für eine pränataldiagnostische Untersuchung mit allen möglichen Konsequenzen.

Zusätzlich ist ein Merkblatt erarbeitet worden, das jeder werdenden Mutter Informationen zur Ultraschalluntersuchung geben soll. Es enthält Hinweise zur Unschädlichkeit der Untersuchung und zu den Grenzen des Ultraschalls: Nicht alle Fehlbildungen eines Babys können durch diese Methode erkannt werden, insbesondere wenn die Untersuchungsbedingungen nicht optimal sind. Es wird darauf hingewiesen, dass die zweite Ultraschalluntersuchung orientierender Art ist. Zentraler Satz des Merkblattes ist:

»Das Ultraschall-Screening darf daher nicht als Fehlbildungsdiagnostik missverstanden werden.« (IQWiG P08-01)

Fazit: Diese Neuerungen sind in meinen Augen ein großer Fortschritt und in hohem Maße zu begrüßen. Das vorgeschriebene Aufklärungsgespräch vor der Ultraschalluntersuchung ermöglicht bereits im Vorfeld eine klare Definition der Zielsetzung. Die Grenzen der Methode sowie die möglichen Auswirkungen von auffallenden Befunden werden erläutert. Sie als Schwangere werden nach Ihren eigenen Zielen befragt, Missverständnissen wird damit vorgebeugt.

So wird vermieden, dass die Ultraschalluntersuchung in der Schwangerschaft zu einem »ärztlichen Automatismus mit unklarer Zielsetzung« wird. Zu hohe oder falsche Erwartungen an die Untersuchung werden eingegrenzt. Ja, die Wahlmöglichkeit bei der zweiten planmäßigen Ultraschalluntersuchung zwischen zwei Optionen geht sogar noch einen Schritt weiter: Sie und Ihr Partner können und müssen selbstbestimmt entscheiden, wie viel Sie denn über Ihr Baby wissen wollen. Es ist sehr wichtig, dass diese Festlegung tatsächlich *vor* der Untersuchung erfolgt. Wollen Sie das Geschlecht des Babys wissen? Wollen Sie über das Vorliegen von Softmarkern informiert werden? Wollen Sie wissen, wie gesund Ihr Baby ist? All dies ist zu besprechen.

Das ist ein Ausweg für alle Frauen, die sich nicht durch »vorgeschriebene« Untersuchungen in ein Vorsorgekorsett pressen lassen wollen und sich nicht von Messergebnissen und unerwarteten Resultaten in die Enge treiben lassen wollen. Es ist jetzt erlaubt und ganz offiziell erwünscht, dass Sie gegebenenfalls ganz deutlich Nein zur Fehlbildungsdiagnostik sagen. So kann auch Ihr »Recht auf Nichtwissen«, ein verbrieftes Recht jedes Menschen, realisiert werden. Dieses Recht, das bislang in der Schwangerenvorsorge leider eine Außenseiterrolle spielte, bekommt nun einen zentralen Platz zugewiesen.

Aber auch wenn Sie sich gezielt für eine Fehlbildungsdiagnostik entscheiden und sich in spezialisierte Ambulanzen begeben, um den Körper Ihres Babys genau analysieren zu lassen und sich auf Fehlbildungssuche zu begeben, wissen Sie dann ganz genau, welchen Weg sie einschlagen. Ihnen ist bewusst, dass Sie möglicherweise weitere Untersuchungen anstoßen und schlimmstenfalls in den Konflikt geraten, über einen Abbruch der Schwangerschaft nachdenken zu müssen.

Kapitel 6

Der Mutterpass – Risiken über Risiken

Ein Dokument des Risikodenkens

»Wir leben in einer zweckrationalen Welt, in der wir planen, erwarten, riskieren, aber selten im alten Sinne hoffen.«
(Duden 1991)

Ziel der Schwangerenvorsorge sollte es sein, Vorsorge für schwangere Frauen und deren Babys zu treffen. Doch sehen Sie sich einmal die Mutterschafts-Richtlinien in ihrer aktuellen Fassung an. Dort steht: »Vorrangiges Ziel der ärztlichen Schwangerenvorsorge ist die frühzeitige Erkennung von Risikoschwangerschaften und Risikogeburten« (G-BA 2012). »Risiko« heißt das zentrale Thema.

Wie sieht die Schwangerenvorsorge aus? Vorgesehen sind pro Termin der Vorsorgeuntersuchung je nach Stadium der Schwangerschaft

- 14 bis 17 verschiedene Einzeluntersuchungen,
- zuzüglich mindestens neun Laboranalysen und
- drei Ultraschalluntersuchungen.

Das macht bei insgesamt mindestens zehn einzelnen Vorsorgeuntersuchungen mindestens 152 bis 182 Analysen und Messungen während einer unkomplizierten Schwangerschaft aus. Liegen sogenannte Risikofaktoren, Besonderheiten oder »kontrollbedürftige Werte« vor, erhöht sich die Zahl der Analysen entsprechend.

Das Kernstück des Mutterpasses: Risiken

Auf den Seiten 5 und 6 des Mutterpasses ist sein Kernstück zu finden: Der sogenannte »Katalog A« enthält eine Auflistung von 26 einzelnen Befunden aus der Vorgeschichte der werdenden Mutter, die das Vorliegen eines

»Schwangerschaftsrisikos« definieren. Dazu gehören unter anderem ein Alter unter 18 oder über 35 Jahren, vorausgegangene Frühgeburten oder zwei oder mehr Fehlgeburten in der Vorgeschichte. Ich will diese Risiken in Tabelle 2 auflisten, um deren Spektrum aufzuzeigen.

»Katalog B« enthält weitere 26 Befunde, die sich aus Veränderungen im Verlauf der Schwangerschaft ergeben. Diese begründen ebenfalls ein »Schwangerschaftsrisiko« (siehe Tabelle 3).

Wie man sieht, wimmelt es im Mutterpass vor Risiken. Sie ergeben sich in den meisten Fällen aus Laborwerten, die aus dem Blut, dem Urin oder durch Ultraschalluntersuchungen erhoben wurden. Insgesamt 52 verschiedene Risiken sind aufgelistet. Fast keine Schwangere, die ohne Risikofaktor wäre. Aus diesem Grund sind heute mehr als die Hälfte aller Schwangerschaften in Deutschland sogenannte Risikoschwangerschaften.

> **Fazit:** Der Mutterpass ist risikozentriert aufgebaut, er ist ein einziges Dokument des Risikodenkens.

Schwangerschaftsrisiko durch Vorgeschichte und allgemeine Befunde der Schwangeren	
1.	Familiäre Belastung (z. B. Diabetes, Bluthochdruck, Fehlbildungen, genetische Krankheiten, psychische Krankheiten)
2.	Frühere eigene schwere Erkrankungen
3.	Blutungs-/Thromboseneigung
4.	Allergie
5.	Frühere Bluttransfusionen
6.	Besondere psychische Belastung (z. B. familiäre oder berufliche)
7.	Besondere soziale Belastung (z. B. Integrationsprobleme, wirtschaftliche Probleme)
8.	Blutgruppen-Unverträglichkeit (bei vorangegangenen Schwangerschaften)
9.	Diabetes mellitus
10.	Übergewicht
11.	Kleinwuchs
12.	Skelettanomalien
13.	Schwangere unter 18 Jahren
14.	Schwangere über 35 Jahren
15.	Vielgebärende (mehr als vier Kinder)
16.	Zustand nach Sterilitätsbehandlung
17.	Zustand nach Frühgeburt (vor Ende der 37. Schwangerschaftswoche)
18.	Zustand nach Mangelgeburt
19.	Zustand nach zwei oder mehr Fehlgeburten/Abbrüchen
20.	Totes/geschädigtes Kind in der Vorgeschichte
21.	Komplikationen bei vorausgegangenen Entbindungen
22.	Komplikationen in der Nachgeburtsperiode
23.	Zustand nach Kaiserschnitt
24.	Zustand nach anderen Uterusoperationen
25.	Rasche Schwangerschaftsfolge (weniger als ein Jahr)
26.	Andere Besonderheiten

Tabelle 2: Katalog A – Schwangerschaftsrisiken laut Mutterpass

Schwangerschaftsrisiko durch Befunde, die im Schwangerschaftsverlauf auftreten	
1.	Behandlungsbedürftige Allgemeinerkrankungen
2.	Dauermedikamente
3.	Missbrauch von Substanzen (z. B. Alkohol, Tabletten)
4.	Besondere psychische Belastung
5.	Besondere soziale Belastung
6.	Blutung vor der 28. Schwangerschaftswoche
7.	Blutung nach der 28. Schwangerschaftswoche
8.	Mutterkuchen liegt vor dem Muttermund (Placenta praevia)
9.	Mehrlingsschwangerschaft
10.	Vermehrte Fruchtwassermenge
11.	Verminderte Fruchtwassermenge
12.	Terminunklarheit
13.	Plazentaschwäche
14.	Muttermundschwäche
15.	Vorzeitige Wehentätigkeit
16.	Anämie (»Blutarmut«)
17.	Harnwegsinfektion
18.	Antikörpertest im Blut positiv
19.	Risiko durch Ergebnisse anderer Blutuntersuchungen
20.	Hoher Blutdruck (über 140/90 mmHg)
21.	Eiweißausscheidung von 1 Prozent (1 000 mg/l) oder mehr
22.	Mittelgradige bis schwere Wassereinlagerungen
23.	Niedriger Blutdruck
24.	Schwangerschaftsdiabetes
25.	Einstellungsanomalie des Ungeborenen (z. B. Steißlage, Querlage)
26.	Andere Besonderheiten

Tabelle 3: Katalog B – Schwangerschaftsrisiken laut Mutterpass

Der positive Aspekt fehlt

Das Erfassen verschiedener Risiken soll helfen, Komplikationen im Schwangerschaftsverlauf frühzeitig zu erkennen und gefährdete Schwangerschaften intensiver betreuen zu können. Dieser Gedankengang durchzieht die gesamte Vorsorgemedizin.

Eine heutige Schwangerschaft ist eine Schwangerschaft in der Risikogesellschaft. Der Soziologe Ulrich Beck, der den Begriff »Risikogesellschaft« geprägt hat, schreibt zum Begriff des Risikos, dass Folgen, die bisher den einzelnen Menschen betroffen hätten, nunmehr zu »Risiken« würden, zu »statistisch beschreibbaren und in diesem Sinne ›berechenbaren‹ Ereignistypen, die damit auch überindividuellen, politischen Anerkennungs-, Ausgleichs- und Vermeidungsregeln zugeführt werden können.« (Beck 1991).

Risiken beruhen auf Entscheidungen – ganz anders als beispielsweise früher die Natur- oder Hungerkatastrophen, die als gottgegeben beklagt, aber eben auch akzeptiert wurden. Wenn wir uns auf die heutigen Risiken konzentrieren, suchen wir immer auch einen Schuldigen. Es ergibt sich zwangsläufig ein »Zurechnungs- und Verantwortungsproblem« (Beck 1991). So langsam wird klar, was wir mit solchem Risikodenken auslösen: eine zunehmende Flut an Gerichtsprozessen wegen angeblicher Kunstfehler, an rechtlichen Auseinandersetzungen wegen Arzthaftungsfragen.

Welche Auswirkungen das außerdem auf Ihr Seelenleben als werdende Mutter hat, haben wir bereits mehrfach besprochen: Vermittelt durch die »vorsorgende« Umwelt, wird Ihr eigenes Denken immer mehr von negativen Inhalten bestimmt. Wo bleibt das Positive, die hoffnungsvolle Freude in der Schwangerschaft? Wo hat die gute Hoffnung ihren Platz im Mutterpass? Ich beobachte immer wieder, dass werdende Mütter ihren nüchternen Mutterpass liebevoll mit bunten Hüllen in buntem oder poppigem Design sowie mit verspielten Darstellungen von Babys, kleinen Füßchen oder Babyschuhen verzieren. Sie verwenden viel Mühe darauf, besticken die Umschläge sogar teilweise. Ist das nicht schon ein Hinweis auf ein Zuviel an Messwerten und Zahlen, für ein empfundenes Manko an Emotion, Hoffnung und Zuversicht? Der Mutterpass wurde 1961 in Deutschland eingeführt, er ist also schon über 50 Jahre alt. Gelegentlich sehe ich einen solchen Mutterpass der ersten oder zweiten Generation, der mit seinen historisch gewordenen Einträgen damaliger Ärzte und dem kleinen, fast schmächtigen Format einen nostalgischen Charme ausstrahlt. Er enthält überraschend wenige Seiten und Rubriken. Seither sind mit jeder Neufassung, die der Gemeinsame Bundesausschuss beschließt, neue Beratungsinhalte, Labor- und sonstige Untersuchungen hinzugekommen. Gerade wurde angekündigt, dass Umstellungen und Neuerungen in den Mutterschafts-Richtlinien schneller als bisher im Mutterpass berücksichtigt werden sollen. Deshalb wird der Pass jetzt halbjährlich aufgelegt und gedruckt. Einige Screenings stehen schon in der Warteschleife für die Aufnahme. Ich bin mir sicher, weitere Untersuchungen werden folgen. Dabei werden übrigens nur solche Untersuchungen in den Mutterpass neu aufgenommen, deren Nutzen im Sinne der Schwangerschaft wissenschaftlich erwiesen ist.

Die Motive für so viele Untersuchungen in der Schwangerenvorsorge

Was bewegt die Verantwortlichen in den entsprechenden Fachgremien dazu, so viele Untersuchungen in den Mutterpass aufzunehmen? Es geht hier nicht um Machtgier, Wichtigtuerei oder finanzielle Erwägungen. Dahinter steht tatsächlich der Wille, den Schwangeren die bestmögliche Vorsorge zukommen zu lassen, und auch die Zusage, diese mit bestimmten Ausnahmen zu bezahlen. Die Schwangerenvorsorge ist teuer für die Krankenkassen, hier wird nicht gespart. Im Jahr 2006 betrugen die Kosten für das Gesundheitswesen durch Schwangerschaft, Geburt und Wochenbett immerhin 3,1 Milliarden Euro. Der Mutterpass wird auf diese Weise immer dicker, die Zeilen immer enger gedrängt, die Anzahl der Spalten nimmt zu. Wie soll das weitergehen? Wie viele Untersuchungen werden in den nächsten Jahren und Jahrzehnten hinzugefügt werden? Welche Beratungsflut wird in 20 Jahren über schwangere Frauen wie Sie niedergehen?

Konzentration auf das Wesentliche, ein wenig »Abspecken« wäre für die nächsten Fassungen des Mutterpasses wünschenswert, damit das ganze Vorhaben nicht an Glaubwürdigkeit verliert. Das Technisierte, das Erzeugen von Messwerten, das sogenannte Objektivieren nimmt überhand.

Ich plädiere für mehr Fürsorge und weniger messwertorientierte Vorsorge in der Schwangerschaft.

Solange dieses Übermaß an Vorsorge besteht, sollte für Sie als Schwangere die Möglichkeit bestehen, nur die für Sie wirklich entscheidenden Untersuchungen auswählen zu können. Wenn Sie ein hohes Sicherheitsbedürfnis haben, werden Sie sich im bestehenden System gut aufgehoben fühlen. Vielleicht wäre Ihnen weniger Vorsorge aber lieber.

Ein Vorbild, wie das gehandhabt werden könnte, ist die Änderung der Mutterschafts-Richtlinien bezüglich der Ultraschalluntersuchung. Hier haben Sie als Schwangere zukünftig die Möglichkeit auszuwählen, welches Ausmaß an Untersuchungen Sie wünschen. Sinnvoll wäre beispielsweise die Wahl zwischen drei Varianten der Schwangerenvorsorge: Die erste Variante wäre eine Art Minimalpaket mit den ganz wichtigen, unverzichtbaren Untersuchungen. In der mittleren Variante gäbe es zusätzliche Untersuchungen für Frauen mit höherem Sicherheitsbedarf. Die dritte Gruppe wäre schließlich eine Art »Komplett-Paket« mit der Maximalvorsorge auf Wunsch. Auf diese Weise könnte jede Frau selbst entscheiden, wie viel Vorsorge sie braucht – und wie viele Untersuchungen sie verkraften kann.

Fazit: Zurzeit haben Sie während Ihrer Schwangerschaft keine große Wahlmöglichkeit hinsichtlich der Vorsorgeuntersuchungen, der Großteil ist verbindlich vorgegeben und auf das Erkennen von Risiken ausgerichtet. Als Schwangere werden Sie überwacht wie ein Hochsicherheitstrakt. Lassen Sie sich dennoch bitte nicht vom Denken an Risiken und von medizinischen Schematismen erdrükken. Schwangerschaft ist keine Krankheit – und das soll auch so bleiben.

Kapitel 7

»Ü 40« und schwanger

Stationen einer Risikoschwangerschaft

»Die Anrufung eines Rechtes auf Unwissenheit als auf ein Gut ist, soviel ich sehe, neu in ethischer Theorie, die seit je den Mangel an Wissen als einen Defekt im menschlichen Zustand beklagt (…).«
(Jonas 1987)

Es war so weit: Carla Bruni, die Ehefrau des französischen Ex-Präsidenten, hatte ihre Tochter, von den Franzosen liebevoll »Le premier bébé« genannt, zur Welt gebracht. Bislang war noch nie ein französischer Staatspräsident während seiner Amtszeit Vater geworden. Und noch etwas Besonderes: Frau Bruni war bei der Geburt bereits 43 Jahre alt.

Ist das denn tatsächlich etwas Besonderes? Dazu einige Fakten. Laut Angaben des Statistischen Bundesamtes haben im Jahr 2010 insgesamt 35 429 Frauen, die mindestens 40 Jahre alt waren, ein Baby bekommen. Das entspricht 5,2 Prozent aller Geburten im Jahr 2010 in Deutschland. Darunter waren 10 438 Frauen, die in dieser Altersgruppe ihr erstes Kind geboren haben. Seit den 1970er-Jahren stieg das Alter der Erstgebärenden kontinuierlich.

Während in den frühen 1970er-Jahren die 20- bis 24-jährigen Frauen die meisten Kinder auf die Welt gebracht haben, waren dies im Jahr 2006 die 30- bis 34-jährigen Frauen. (Statistisches Bundesamt)

Bei einer Schwangeren im Alter über 35 Jahren wird im Mutterpass die Risikonummer 14 angekreuzt. Dieses Kästchen wurde im Jahr 2010 bei mehr als 160 000 Schwangeren im Mutterpass markiert. Wenn Sie Erstgebärende im Alter über 35 Jahre oder Mehrgebärende über 40 Jahre sind, gelten Sie laut Mutterschafts-Richtlinien als Risikoschwangere. Es wird eine »Gefahr genetischer Defekte« festgestellt, die eine weitere Diagnostik ratsam macht.

Fallbeispiel: Marie R., 41 Jahre

Vor einigen Monaten erhielt ich eine Nachricht von meiner Freundin Marie, die ich schon längere Zeit nicht mehr gesehen hatte, weil sie beruflich viel unterwegs war. Sie war erfolgreich in einem großen Auktionshaus tätig und bereiste die ganze Welt. Marie berichtete mir, dass sie schwanger sei, worüber ich mich wunderte, weil sie bisher immer sehr auf ihren Beruf ausgerichtet war. Außerdem war sie schon 41 Jahre alt.

In ihrer Nachricht bat sie mich um ein Treffen. Wir verabredeten uns in einem Café. Sie berichtete, dass sie bis vor einigen Monaten noch die »Pille« genommen habe. Wegen Kinderwunsches hatte sie diese dann aber abgesetzt. Als die Periode ausblieb, suchte sie ihre Frauenärztin auf. Sie war in der achten Woche schwanger! Diese Schwangerschaft war eine echte Wunschschwangerschaft. Marie war glücklich und verwirrt. Sie wusste, dass jetzt etwas komplett Neues auf sie zukam: die Rolle der werdenden Mutter.

Die Frauenärztin teilte ihr im Anschluss an die Untersuchung mit, dass ab dem mütterlichen Alter von 35 Jahren ein zunehmend erhöhtes Risiko von Fehlbildungen beim Ungeborenen bestehe. Es gehe insbesondere um das Downsyndrom. Für eine 41-Jährige betrage das Risiko für ein Downsyndrom mit zwölf Schwangerschaftswochen 1 zu 51 und zum Zeitpunkt der Geburt 1 zu 73. Es bestehe ein Basisrisiko für angeborene Fehlbildungen von 3 Prozent, das jede Frau unabhängig von ihrem Alter in jeder Schwangerschaft trage.

Maries anfängliche Freude wurde durch dieses Gespräch deutlich getrübt. Auf die Frage, welche Untersuchungen zur Verfügung stünden und welche Risiken eine »späte Schwangerschaft« sonst so mit sich bringe, wurden ihr das sogenannte Ersttrimesterscreening und die Fruchtwasseruntersuchung empfohlen.

Die Frauenärztin meinte, dass bei diesem Altersrisiko unbedingt eine Diagnostik gemacht werden müsse. »Das machen alle schwangeren Frauen in Ihrem Alter«, fügte die Ärztin mit einem Blick auf das Geburtsdatum hinzu, wobei sie bei den Worten »in Ihrem Alter« die Stimme merklich anhob. Mit dem Wort »Altersrisiko« im Kopf und einem Stapel Informationsbroschüren unter dem Arm ging Marie nach Hause. Nach einer Bedenkzeit und einem Gespräch mit ihrem Partner entschied sie sich für die Methode des

Ersttrimesterscreenings, weil dabei nur Blut entnommen wird und eine Ultraschalluntersuchung durchgeführt wird, das Baby also nicht verletzt werden kann.

Marie erhielt einen Termin bei einem Spezialisten für Pränataldiagnostik, als sie etwa zwölf Schwangerschaftswochen weit war. Dort wurde das sogenannte Ersttrimesterscreening durchgeführt. Zunächst erfolgte eine sehr eingehende Beratung nach dem Gendiagnostikgesetz, dann wurde ihr Blut abgenommen und die Ultraschalluntersuchung durchgeführt. Es war sehr beeindruckend, das Baby in Kleinformat auf dem Bildschirm zu sehen. Eine knappe Woche verging, dann wurde Marie das Ergebnis der Untersuchung mitgeteilt: »Das ›adjustierte Risiko‹ für ein Downsyndrom beträgt 1 zu 55, es liegt über dem Schwellenwert von 1 zu 1106 und ist damit definitionsgemäß auffällig. Das Risiko für eine Trisomie 13 und 18 ist kleiner als 1 zu 10 000 und damit unauffällig.« Weitere Diagnostik wurde empfohlen.

Marie war zunächst etwas überfordert durch so viel Statistik und konnte nicht viel damit anfangen. Was bedeutete das nun für sie und ihre Schwangerschaft? Sie erfuhr, dass das Risiko für das Vorliegen eines Downsyndroms aufgrund der vorliegenden Werte erhöht sei. Das hatte sie nicht erwartet. Im Grunde hatte sie gehofft, dass alles in Ordnung sein würde, und noch gar nicht überlegt, was zu tun sei, wenn der Befund auffällig sein sollte. Nun kam sie ratlos zu mir. Was sollte sie weiter tun?

Wenn sie den Befund so stehen ließe und keine weiteren Untersuchungen vornehmen ließe, dann würde die gesamte weitere Schwangerschaft von der Sorge um eine Behinderung ihres Kindes überschattet sein. Wenn sie sich auf der anderen Seite zur Fruchtwasseruntersuchung entscheiden sollte, dann riskierte sie mit dieser invasiven Methode schlimmstenfalls eine Fehlgeburt. Und weiter: Wenn tatsächlich ein Downsyndrom bei ihrem Baby vorliegen sollte, was dann? Eine Abtreibung? Daran wagte sie kaum zu denken.

Nun war guter Rat teuer. Marie war verzweifelt. Ich hingegen war innerlich aufgebracht. Wie kann man einem Menschen solch eine entscheidende diagnostische Maßnahme empfehlen, ohne ihn darauf vorzubereiten? Man hätte alle Eventualitäten im Voraus erörtern sollen, um eine solch beunruhigende Situation zu vermeiden, wie sie jetzt eingetreten war.

Ich besprach mit Marie sehr ausführlich das Für und Wider der Fruchtwasseruntersuchung. Schließlich entschied sich Marie dafür. Sie wollte die Ungewissheit beenden und wirklich wissen, ob bei dem Baby ein Downsyndrom vorlag oder nicht. Bei der Fruchtwasseruntersuchung ging alles gut. Die Analyse ergab einen unauffälligen Chromosomensatz des Babys – eines Mädchens. Marie fiel ein Stein vom Herzen. Sie kann sich jetzt wieder auf ihr Baby freuen.

Ist Maries Geschichte ein Einzelfall? Einige Fakten

Es gibt eine sehr aufschlussreiche Untersuchung zum Thema »Schwangerschaftserleben und Pränataldiagnostik«. Sie basiert auf einer repräsentativen Befragung von 559 schwangeren Frauen (BZgA 2006). Ein hoher Prozentsatz der Schwangeren bezeichnete ihren momentanen Zustand als grundsätzlich »optimistisch«, »erfüllt« und »erfreut«. Zugleich gaben aber 35 Prozent der Frauen an, »besorgt« zu sein, ein Viertel fühlte sich »gestresst« und 13 Prozent fühlten sich »niedergeschlagen«. Hier zeigt sich eine erhebliche Ambivalenz im Gefühlsleben der Schwangeren. Bei den Schwangeren, die älter als 40 Jahre sind, schätzte sich sogar die Hälfte als »besorgt« ein.

Noch vor 30 Jahren ließ nur ein Bruchteil der Schwangeren eine vorgeburtliche Fehlbildungsdiagnostik durchführen. Inzwischen scheint diese für viele Frauen ein fester Bestandteil der Schwangerenvorsorge zu sein. Insgesamt 85 Prozent der befragten Frauen haben eine Form der vorgeburtlichen Fehlbildungsdiagnostik durchführen lassen.

Dabei ließen mehr als 70 Prozent eine zusätzliche Ultraschalluntersuchung ausdrücklich »zum Ausschluss von kindlichen Fehlbildungen« durchführen, über 40 Prozent ließen die Nackentransparenz messen und 29 Prozent entschieden sich für das Ersttrimesterscreening (BZgA 2006). Diese sogenannte Pränataldiagnostik wurde von schwangeren Frauen aller Altersklassen gewählt, wobei die nicht-invasiven Verfahren vorwiegend von den jüngeren Frauen genutzt wurden.

Auf die Frage, warum eine vorgeburtliche Fehlbildungsdiagnostik erwünscht war, gaben mehr als 60 Prozent der Frauen an, dass es ihnen um die »Sicherstellung der Gesundheit des Babys« ging. Ein Drittel glaubte, dass die vorgeburtliche Fehlbildungsdiagnostik zur Schwangerschaftsvorsorge dazugehöre. Ein Viertel sagte, dass die Entscheidung zur Pränataldiagnostik gefallen sei, weil »der behandelnde Arzt es so wollte«. Das ist eine sehr bemerkenswerte Aussage.

> **Fazit:** Ganz offensichtlich besteht bei vielen Frauenärzten eine Tendenz, Schwangeren aller Altersgruppen aktiv die Durchführung einer Pränataldiagnostik zu empfehlen.

Beratung ist nicht gleich Beratung

Geschichten wie die von Marie sind in Deutschland also kein Einzelfall. Die Art und Weise der Beratung durch Frauenärzte hat hier einen ganz entscheidenden Einfluss.

Doch warum hat Maries Frauenärztin so gehandelt? Warum hat sie so auffordernd zu einer weiteren vorgeburtlichen Diagnostik geraten? Sicher nicht aus Berechnung oder mangelnder Kenntnis. Hinter ihrem Handeln steht eher die eigene rechtliche Absicherung als Frauenärztin. Die Frauenheilkunde ist in den vergangenen Jahren zu der am stärksten haftungsrechtlich belasteten Fachrichtung in der Medizin geworden. Nicht ohne Grund bezahlt beispielsweise ein Frauenarzt, der geburtshilfliche Belegbetten hat, also selbstständig Geburten betreut, jährlich eine Summe von bis 25 000 bis 40 000 Euro Haftpflichtversicherung.

In der Leitlinie zu den Beratungs- und Aufklärungspflichten während der Schwangerenbetreuung wird darauf hingewiesen, dass viele ärztliche Haftungsfälle nicht auf einer fehlerhaften Behandlung beruhen, »sondern allein darauf, dass der Arzt seinen Beratungs- und Aufklärungspflichten nicht nachgekommen ist oder dies nicht beweisen kann« (AWMF-Leitlinie Nr. 015/043).

Wer als Arzt eine Schwangere im Alter über 35 Jahren nicht ausreichend darüber aufklärt, dass ihr grundsätzlich eine vorgeburtliche Diagnostik zur Verfügung steht, der wird schlimmstenfalls haftbar gemacht, wenn ein behindertes Kind geboren wird.

Unter dem Titel »Das Kind als Schadensfall« gingen derartige Urteile seinerzeit durch die Presse. Diese Furcht steckt den Frauenärzten in den Knochen. Diese Furcht geben sie an schwangere Frauen wie Sie weiter. Das führt immer wieder zu einem gezielt beeinflussenden Beratungsstil mit Redewendungen wie »Sie sollten aber schon …«, »Ich würde Ihnen dringend zu folgender Untersuchung raten« oder »Weitere Untersuchungen sind unbedingt angezeigt«. Solche Formulierungen setzen Sie in Ihrer Entscheidung unter Druck. Bei vielen Schwangeren entsteht der Eindruck, dass frau »das mit der vorgeburtlichen Diagnostik eben ab einem bestimmten Alter so macht«.

Es wird verschleiert, dass es sich hier um die individuelle und bewusste Entscheidung handelt: Welche Untersuchung lasse ich durchführen – und mit welchen möglichen Konsequenzen?

Manchmal kommt in der Beratungssituation aber auch die eigene Anschauung und Einstellung des Arztes zum Tragen. Maries Frauenärztin hat ihr vielleicht wohlmeinend das geraten, was sie selbst in dieser Situation getan hätte. In der Beratungssituation sollte aber die eigene Einstellung und Meinung des Arztes keine Rolle spielen. Vielmehr sollten Sie ausreichend sachliche Informationen erhalten, um die Grundlage für eine eigene Entscheidung zu erhalten. Häufig werde ich in solch einer Situation gefragt: »Was würden Sie denn jetzt an meiner Stelle tun?« Da ist es manchmal schon schwer, zu widerstehen. Aber die ganz persönliche Einstellung des Arztes gehört nun einmal nicht in ein solches Gespräch.

Was hingegen ganz sicher in die Beratung zwischen Frauenarzt und schwangerer Frau gehört, ist das »Recht auf Nichtwissen«.

Es mag für manche Paare unerwartet sein, wenn sie auf dieses Recht hingewiesen werden. Wir sind heute gewohnt, immer alles wissen zu wollen, über jedes Detail informiert zu werden. Unser Recht auf Wissen ist uns heute selbstverständlich – das Gegenstück dazu eher nicht.

Zum Vergleich: Wenn wir unser Auto zur Reparatur oder zum Check-up in die Werkstatt bringen und es dann wieder abholen, erwarten wir eine Prüfliste und abgearbeitete Checklisten, eine professionelle Fehlersuche und gegebenenfalls die Reparatur des defekten Teils oder Einbau eines neuen Originalteils samt Lackierung. Wie würden wir wohl reagieren, wenn der Werkstattmeister uns nach dem Check-up darauf hinweisen würde, dass wir ein »Recht auf Nichtwissen« haben? Nun, ich denke, unsere Reaktion wäre ziemlich ungehalten.

Obwohl inzwischen sogar die Arztpraxen vom Technischen Überwachungsverein (TÜV) zertifiziert und vom Deutschen Institut für Normung (DIN) überwacht und damit geformt werden, gelten hier ganz andere Werte: Ungeborene sind keine unbelebten Gegenstände, die gecheckt und dann bei Bedarf repariert oder »ausgebaut« werden, sondern sie sind eben kleine, beseelte, noch nicht auf die Welt gekommene Menschen. Hier hat das »Recht auf Nichtwissen« seinen Platz. Es ist einer Schwangeren ausdrücklich erlaubt, eine Untersuchung abzulehnen, die ihr angeboten wird. Dies soll die werdenden Eltern davor schützen, bei einem auffälligen Befund in eine schwere Konfliktsituation zu geraten, die für das Leben oder Nicht-Leben des Kindes entscheidend sein kann.

Fazit: Eine vorgeburtliche Diagnostik ist nur dann sinnvoll, wenn Sie und Ihr Partner schon während der Schwangerschaft über eine mögliche Behinderung des Kindes informiert sein wollen, ohne einen Schwangerschaftsabbruch zu planen, oder wenn ein Schwangerschaftsabbruch für Sie definitiv infrage kommt. Andernfalls braucht niemand eine vorgeburtliche Fehlbildungsdiagnostik.

Methoden der vorgeburtlichen Fehlbildungsdiagnostik

Um schwangere Frauen im Zusammenhang mit der sogenannten Pränataldiagnostik, also der gezielten Fehlbildungsdiagnostik, zu unterstützen, wurde zum 1. Februar 2010 das Gendiagnostikgesetz eingeführt. Es besagt, dass vor jeder vorgeburtlichen Fehlbildungsdiagnostik und nach Vorliegen der Untersuchungsergebnisse eine genetische Beratung der werdenden Eltern durchgeführt werden soll.

Die meisten Konfliktsituationen in der vorgeburtlichen Fehlbildungsdiagnostik ergeben sich aus den medizinischen Besonderheiten der verschiedenen Untersuchungsverfahren. Darüber will ich im Folgenden kurz berichten.

Die Fruchtwasseruntersuchung

Die Fruchtwasseruntersuchung (Amniozentese) wird zwischen der 15. und der 17. Schwangerschaftswoche, gerechnet nach der letzten Regel, durchgeführt. Der Eingriff erfolgt unter dauernder Beobachtung mit dem Ultraschall. Dabei werden die Bauchwand und die Gebärmutter mit einer Hohlnadel durchstochen, bis die Fruchthöhle erreicht ist, in der das Baby liegt. Dann werden circa 15 Milliliter Fruchtwasser entnommen. In diesem Fruchtwasser schwimmen abgelöste Zellen des Ungeborenen. Nach einer zweiwöchigen Kultur im Labor können aus ihnen die Träger des kindlichen Erbguts, die Chromosomen, nach Anzahl und Struktur präpariert und analysiert werden. Die Ergebnisse der Fruchtwasseruntersuchung sind sehr zuverlässig, es gibt keinen Fehlalarm dabei. Die lange Wartezeit auf den Befund wird jedoch von vielen werdenden Eltern als sehr belastend empfunden. Deshalb gibt es auch einen Schnelltest, der zusätzlich zur Kultur der kindlichen Zellen angeboten wird. Er beruht auf einer sogenannten Fluoreszenz-in-situ-Hybridisierung (FISH-Test) und liefert bereits nach ein bis drei Tagen ein vorläufiges Ergebnis über die Chromosomen 13, 18, 21 sowie über die Geschlechtschromosomen X und Y.

Risiken der Fruchtwasseruntersuchung

Die Fruchtwasseruntersuchung ist eine invasive Maßnahme, die in den Leib der Schwangeren eindringt. Darin liegt auch ihr potenzielles Risiko begründet: Ein 0,5 bis 1 Prozent aller Fruchtwasseruntersuchungen führt eingriffsbedingt zur Fehlgeburt, das heißt eine bis zwei von 200 Frauen haben nach dieser Untersuchung eine Fehlgeburt. Laut Angaben der Deutschen Gesellschaft für Ultraschall in der Medizin (DEGUM) steigt das Risiko der Fruchtwasseruntersuchung, wenn sie bereits mit 13 Schwangerschaftswochen durchgeführt wird: Dann kommen dreimal häufiger Kinder mit einem Klumpfuß zur Welt. Aus diesen Gründen empfiehlt die Deutsche Gesellschaft für Ultraschall in der Medizin das Ersttrimesterscreening als eine oftmals risikoärmere Alternative (www.degum.de).

Seit Einführung der Kostenübernahme für die Fruchtwasseruntersuchung durch die Krankenkassen im Jahr 1976 wurde diese zunächst zunehmend häufiger genutzt – und zwar vornehmlich von den etwas älteren Schwangeren. Inzwischen ist der Trend wieder rückläufig, es findet eine Verschiebung hin zum nicht-invasiven Ersttrimesterscreening statt (Ritgen 2011). Trotzdem nehmen noch gut 20 Prozent der Frauen diese Untersuchung in Anspruch.

Das Ersttrimesterscreening

Diese Untersuchung, die bereits kurz im Kapitel 5 erwähnt wurde, gilt als nichtinvasive, also nicht verletzende und damit ungefährliche Methode. Sie dient als Suchtest für das Downsyndrom und wird in Deutschland sehr häufig durchgeführt. Dabei dient das Ergebnis lediglich als eine Entscheidungshilfe für oder gegen eine weiterführende Diagnostik, denn ein Downsyndrom kann durch diese Untersuchung nicht komplett ausgeschlossen werden.

Beim Ersttrimesterscreening wird in einem begrenzten Zeitfenster zwischen der 11. und der 14. Schwangerschaftswoche gemessen, wie dick das Lymphpolster an einer bestimmten Stelle des kindlichen Nackens ist. Beträgt diese sogenannte Nackentransparenz mehr als 3 Millimeter, dann kann dies ein Zeichen für ein Downsyndrom, für andere Veränderungen des kindlichen Erbgutes oder für einen Herzfehler sein.

Wird lediglich diese Breite der Nackentransparenz des Babys gemessen, dann spricht man von der sogenannten Nackentransparenzmessung.

Beim vollständigen Ersttrimesterscreening wird der Schwangeren zusätzlich Blut zur Bestimmung zweier biochemischer Marker entnommen. Sie heißen Choriongonadotropin (freies Beta-HCG) und »Pregnancy-associated plasma protein A« (PAPP-A). Aus allen drei Werten wird dann das individuelle Risiko für das Vorliegen des Downsyndroms beim Baby ermittelt.

Das Ergebnis: nur ein statistischer Risikowert

Beim Ersttrimesterscreening handelt sich um einen statistischen Vergleich, bei dem verschiedene Werte (nämlich das Altersrisiko und das durch die Untersuchungswerte ermittelte Risiko) miteinander »verrechnet« werden.

Das Ergebnis ist dann entweder ein entlastender oder ein belastender Zahlenwert.

Das Problem dabei: Alle diese Zahlenwerte können ein Downsyndrom oder eine andere Veränderung des Erbguts weder sicher ausschließen noch beweisen.

Ein weiteres Problem: Die Risikovergleiche werden sehr häufig nicht richtig verstanden. Es handelt sich dabei um relative, nicht um absolute Risiken. Die entsprechenden Zahlenwerte sind verwirrend und führen oft zu unbegründeten Ängsten.

85 bis 90 Prozent der Fälle mit Downsyndrom können mit dieser Methode ermittelt werden. Es ist aber möglich, dass erkrankte Ungeborene damit nicht entdeckt werden – die Eltern wiegen sich in diesem Fall also in falscher Sicherheit. Auf der anderen Seite ist ein Teil der Befunde auffällig, obwohl beim Kind tatsächlich gar keine Erkrankung vorliegt. Diese falsch-positiven Resultate kommen bei drei bis zehn von 100 Frauen vor. Sie führen häufig zu einer vollkommen unnötigen Fruchtwasseruntersuchung und zu großer Besorgnis der werdenden Eltern.

Den Krankenkassen ist diese Untersuchung übrigens zu unsicher und zu ungenau. Sie bezahlen dieses Ersttrimesterscreening aus diesem Grund nicht. Dennoch wird es zunehmend genutzt: Waren es im Jahr 1997 noch 300 Untersuchungen pro Jahr, stieg die Zahl auf 2500 Screenings im Jahr 2008 an (Ritgen 2011).

Der Humangenetiker Wolfram Henn kritisiert, dass die Aufklärung vor dieser Untersuchung oft zu oberflächlich erfolgt, obwohl diese bereits die erste Stufe der Pränataldiagnostik darstellt. Er spricht in diesem Zusammenhang vom »Automatismus der Pränataldiagnostik«, in den Schwangere unversehens hineingezogen werden. So ist es in unserem Beispiel Marie geschehen.

Ein neuartiger Test zum Downsyndrom

Wissenschaftler mehrerer europäischer Pränatalzentren haben zusammen mit einer internationalen Firma einen vollkommen neuen, nichtinvasiven Diagnostiktest zur Bestimmung des Downsyndroms beim Ungeborenen entwickelt. Er soll im Jahr 2012 auf den deutschen Markt kommen. Man benötigt für den Test nur wenige Tropfen mütterlichen Bluts, aus dem zellfreies kindliches Erbgut herausgefiltert wird. So soll zukünftig der Gendefekt des Downsyndroms, die sogenannte Trisomie 21, frühzeitig nachgewiesen werden können. In ersten Studien in mehreren deutschen Perinatalzentren, die vom Bundesforschungsministerium mit 230 000 Euro gefördert wurden, konnte der Test diesen Gendefekt in allen untersuchten Proben zuverlässig nachweisen.

Dieser neue Test könnte die gesamte Pränataldiagnostik grundlegend verändern. Zukünftig könnte er nach einem auffälligen Ergebnis im Ersttrimesterscreening angeboten werden, um das Vorliegen eines Downsyndroms sicher auszuschließen oder zu bestätigen. Auf risikoreiche und langwierigere Fruchtwasseruntersuchungen könnte man dann verzichten. Werdende Eltern könnten früher und schneller beruhigt werden, ohne das Ungeborene durch die Diagnostik zu gefährden.

> **Fazit:** Noch ist der Test nicht in der Routinediagnostik verfügbar und es bleibt abzuwarten, wie es weitergeht. Kritiker warnen allerdings schon jetzt vor einem Anstieg der Schwangerschaftsabbrüche nach Einführung des neuen Tests.

Konkrete Zahlen zum Zusammenhang von Pränataldiagnostik und Schwangerschaftsabbrüchen liegen leider nicht vor. Laut Angaben des Nationalen Ethikrates von 2003 gehen schätzungsweise 2 bis 4 Prozent aller Schwangerschaftsabbrüche auf die Pränataldiagnostik zurück. Der Soziologe Ulrich Beck bringt den Gedankengang der vorgeburtlichen Auslese auf den Punkt: »So wird die Frage nach der Gesundheit zum vorgeburtlichen Todesurteil, das auf die sanfte, stille, klinisch reine Art die ›krummen Hölzer‹, wie der alte Kant uns Menschen nannte, begradigt.« (Beck 1991)

Weitere Schwangerschaftsrisiken »Ü 40«

Wenn Sie »Spätgebärende« sind, wird Ihnen Ihr Frauenarzt mitteilen, dass neben den oben beschriebenen Risiken noch verschiedene andere Aspekte zu beachten sind. Daher wurde Ihnen vermutlich zu engmaschigen

Untersuchungen im Verlauf der Schwangerschaft geraten. Zu den am häufigsten erwähnten Schwangerschaftskomplikationen der »späten Schwangerschaft« gehören

- erhöhter Blutdruck,
- Schwangerschaftsdiabetes,
- Blutungen im letzten Drittel der Schwangerschaft,
- Fehlgeburt,
- Frühgeburt,
- niedriges kindliches Geburtsgewicht sowie
- eine erhöhte Sterblichkeit von Mutter und Kind im Zusammenhang mit der Geburt.

Diese Fülle von Risiken schüchtert zunächst ein. Doch nehmen wir die einzelnen angeblichen Risiken einmal genauer unter die Lupe.

Bluthochdruck

Ein erhöhter Blutdruck liegt bei Spätgebärenden zwei- bis viermal häufiger als bei jüngeren Müttern vor. Dieser wichtige Faktor kann mit einem Blutdruckmessgerät ganz einfach im Rahmen der Schwangerenvorsorge erfasst werden.

Kommen allerdings noch eine vermehrte Eiweißausscheidung im Urin und ein Anschwellen der Arme und Beine durch Wassereinlagerungen hinzu, dann hat sich eine sogenannte Gestose entwickelt. Dabei handelt es sich um eine ernst zu nehmende Komplikation, die besonderer Überwachung bedarf. Es kann dabei zu einer verminderten Durchblutung des Mutterkuchens kommen, sodass das Baby unterversorgt wird. Mädchen unter 17 und Frauen über 35 Jahren sind häufiger davon betroffen.

Wenn diese Erkrankung frühzeitig erkannt und behandelt wird, ist keine Gefahr für Mutter und Kind zu befürchten.

Diabetes mellitus

Erhöhte Blutzuckerwerte im Rahmen des Diabetes mellitus treten bei älteren Schwangeren zwei- bis dreimal so häufig auf wie bei jüngeren Frauen. Auch dies ist ein wichtiger Faktor, der in der Schwangerschaft erkannt und therapiert werden sollte.

Übermäßige Sorge ist hier allerdings ebenfalls nicht angebracht (siehe Kapitel 4).

Blutungen in der Schwangerschaft

Plötzliche Blutungen vor der Geburt, meist im letzten Drittel der Schwangerschaft, treten bei Spätgebärenden häufiger auf. Sie werden meist durch eine vorzeitige Ablösung des Mutterkuchens oder durch einen falschen Sitz des Mutterkuchens ausgelöst. Jede stärkere Blutung stellt in der Schwangerschaft eine Notfallsituation dar.

In der Regel kann ein zu tiefer Sitz des Mutterkuchens durch die Ultraschalluntersuchung festgestellt werden. Damit ist ein rechtzeitiges Handeln möglich.

Fehlgeburt

Das Risiko für eine Fehlgeburt nimmt mit steigendem Alter der Schwangeren kontinuierlich zu. Im Alter zwischen 30 und 34 Jahren liegt die Fehlgeburtenrate bei 17 bis 23 Prozent. Sie steigt bei schwangeren Frauen zwischen 35 und 40 Jahren auf 45 Prozent, bei einer 42-jährigen Schwangeren beträgt das Fehlgeburtsrisiko 54 Prozent und bei einer 48-Jährigen liegt es bei 80 Prozent.

Die meisten Fehlgeburten treten innerhalb der ersten zwölf Schwangerschaftswochen auf. Häufig liegt dann eine Veränderung des kindlichen Erbgutes vor, mit der das Kind nicht lebensfähig wäre.

Dies sind Fakten, auf die Sie sich innerlich vorbereiten können und sollten, wenn Sie über 40 Jahre alt sind: Nicht jede Schwangerschaft wird ausgetragen. Eventuell kommt es zu einer Blutung und zur Fehlgeburt.

Kaiserschnitt

In ihrem anschaulichen Buch *Später Kinderwunsch. Chancen und Risiken* zeigen Petra Ritzinger und Ernst Rainer Weissenbacher auf, dass späte Erstgebärende zwei- bis dreimal häufiger durch Kaiserschnitt entbunden werden als jüngere Schwangere (Ritzinger und Weissenbacher 2006). Als Ursache kommen unter anderem kindliche Ursachen wie Lageanomalien, beispielsweise die Beckenendlage oder Querlage, sowie kindliche Stresssituationen infrage. Bei manchen Schwangeren über 35 bis 40 Jahren kommt es auch zu Problemen bei der Wehentätigkeit, insbesondere zur sogenannten Wehenschwäche, die dann zum Kaiserschnitt führen kann. Manche Geburtshelfer bevorzugen den Kaiserschnitt als die vermeintlich sicherere Methode.

Allerdings wünschen auch viele spät gebärende Frauen selbst ausdrücklich einen Kaiserschnitt.

Frühgeburt und niedriges Geburtsgewicht

Zu beiden Themen gibt es in der wissenschaftlichen Literatur keine einheitliche Meinung. Manche Studien weisen auf eine Erhöhung dieser Risiken hin, andere nicht.

Säuglingssterblichkeit

Die Babys von Spätgebärenden haben kein höheres Risiko, während und nach der Geburt zu sterben, als die von jüngeren Schwangeren. Unter anderem kommen hier die Vorzüge der modernen Geburtshilfe zum Tragen.

Müttersterblichkeit

Bei Frauen, die älter als 35 Jahre sind, steigt statistisch gesehen die Sterblichkeit in Zusammenhang mit der Geburt an. Hauptursache ist das Vorliegen chronischer Vorerkrankungen und dadurch bedingter Blutungen und Blutgerinnselbildungen. Allerdings gab es noch nie zuvor in Deutschland eine so geringe Müttersterblichkeit wie heute. In Deutschland versterben derzeit etwa sechs pro 100 000 Frauen (also 0,0006 Prozent) an den Folgen von Schwangerschaft und Geburt.

Auch im Hinblick auf die gesteigerte Lebenserwartung der Frauen und ihrer anzunehmenden Lebensqualität in höherem Alter denke ich, dass eine Frau über 40 heutzutage auch längerfristig alle Herausforderungen der Mutterschaft bestens meistern kann. Vor einigen Jahren wurde eine Studie aus Harvard publiziert, die herausfand, dass spät gebärende Frauen häufig eine ausgesprochen hohe Lebenserwartung haben. Unter den 100-jährigen Frauen gibt es auffallend viele Frauen, die im Alter von mehr als 40 Jahren noch schwanger wurden (Perls 1997). Das ist doch ermutigend.

Fazit: Die angeblichen Risiken bei Schwangeren über 40 Jahren sind überschaubar und behandelbar. Es besteht kein wirklicher Grund zur Besorgnis. Meine persönliche Erfahrung mit den schwangeren Frauen »Ü 35« oder »Ü 40« ist sehr positiv. Meist handelt es sich um Frauen, die sehr bewusst mit ihrer Gesundheit umgehen, sich hochwertig ernähren und regelmäßig bewegen. Ihr Verhalten in der Schwangerschaft ist meist umsichtig, sie rauchen nicht und treiben keine Risikosportarten. Noch nie hatte ich bei einer schwangeren Frau jenseits der 40 Bedenken bezüglich ihres Alters oder ihres Gesundheitszustandes.

Kapitel 8

Mehr Fürsorge in der Vorsorge!

»Tender loving Care« oder »mit viel Liebe und Sorgfalt« – von einer technisierten Schwangeren-Vorsorge zu einer herzlichen Schwangeren-Fürsorge

»Der höchste Grund der Arznei ist die Liebe.«
(Paracelsus)

Fallbeispiel: Klara B., 32 Jahre

Klara ist zum vierten Mal schwanger und hat dennoch bislang leider kein Kind. Die erste Schwangerschaft vor sechs Jahren endete mit elf Schwangerschaftswochen in einer Fehlgeburt. Es folgten zwei weitere Fehlgeburten vor drei Jahren und im vergangenen Jahr, jeweils in der neunten und zehnten Schwangerschaftswoche. Klara ist jetzt wieder schwanger. Diese Schwangerschaft ist eine »Zitterpartie« für sie und ihren Partner, aber auch für den betreuenden Arzt.

Klara ist voller Angst, lebt in dauernder Furcht vor einer erneuten Fehlgeburt und glaubt nicht mehr daran, noch einmal ein Baby bis zum Ende der Schwangerschaft austragen zu können. Über ihre jetzige Schwangerschaft kann sie sich noch nicht richtig freuen.

Als sie zu mir kommt, ist sie in der elften Schwangerschaftswoche und bringt mir einen ganzen Stapel von Untersuchungsergebnissen verschiedener Ärzte mit. Bei Klara wurde alles komplett »durchuntersucht«, inklusive Ultraschall, Blutentnahmen, Hormon- und Gerinnungsanalysen, humangenetischer Beratung und Partneruntersuchung. Kein Arzt konnte eine Ursache der wiederholten Fehlgeburten finden. Die Diagnose heißt »habituelle Aborte«, also wiederholte Fehlgeburten unklarer Ursache.

Vor diesem Hintergrund können wir keine spezifische vorbeugende Maßnahme ergreifen. Stattdessen wenden wir zusätzlich zur sonst üblichen

Schwangerenvorsorge die Methode der sogenannten Tender loving Care an. Das ist eine besonders warmherzige, einfühlsame, auf die Patientin bezogene, individuelle Form der Betreuung mit deutlich mehr Vorsorgeterminen als üblicherweise vorgesehen.

Ich vereinbare mit Klara zunächst wöchentlich festgesetzte Termine für die Vorsorgeuntersuchungen und ermuntere sie, sich jederzeit bei mir zu melden, wenn sie sich unwohl fühlt oder sich Sorgen wegen des Kindes macht. Das ganze Praxisteam von der Hebamme bis zur Auszubildenden wird Klara mit besonderer Freundlichkeit behandeln. Sie soll sich bei uns wohl- und geborgen fühlen. Der erste Schlüsselsatz ist: »Sie sind uns jederzeit willkommen, wir sind immer für Sie da.«

Zunächst ist Klara noch zurückhaltend, doch dann meldet sie sich häufiger, auch telefonisch. Immer wieder sehen wir nach und stellen fest: »Es ist alles in Ordnung.« Das ist der zweite Schlüsselsatz, mit dem sie beruhigt wieder nach Hause gehen kann. Trotz zahlreicher Verunsicherungen durch einige harmlose Infekte sowie ungewohnte Körperwahrnehmungen geht tatsächlich alles gut. Das Baby wächst heran. Ab 20 Schwangerschaftswochen kann Klara es spüren, das beruhigt sie. Mit 38 Schwangerschaftswochen, zwei Wochen vor dem errechneten Geburtstermin, kommt ein gesunder Sohn zur Welt. Er heißt Benjamin.

Ursachen wiederholter Fehlgeburten

Wenn ein Paar mehr als drei Fehlgeburten hintereinander jeweils vor der 20. Schwangerschaftswoche erlebt, dann spricht man von sogenannten wiederholten Fehlgeburten oder habituellen Aborten. Etwa 1 Prozent aller fruchtbaren Paare ist davon betroffen. Einzelne Fehlgeburten treten hingegen bei jeder fünften Schwangeren auf. Für die Diagnostik und Therapie der wiederholten Fehlgeburten gibt es in Deutschland eine Leitlinie, die wichtige Fakten zu diesem Thema zusammenfasst und bewertet (AWMF-Leitlinie Nr. 015/050).

Die möglichen Ursachen für wiederholte Fehlgeburten sind vielfältig. Es gibt keine umschriebene einzelne Ursache dafür. Insgesamt bleibt bei mehr als 50 Prozent der Fälle die Ursache unbekannt.

Die bekannten Ursachen in Kürze:

- Bei 4 Prozent der betroffenen Paare treten Veränderungen im elterlichen Erbgut auf. Eine genetische Untersuchung wird deswegen empfohlen.
- Daneben gibt es bei 15 bis 30 Prozent der betroffenen Frauen angeborene Veränderungen oder gutartige Muskelwucherungen der Gebärmutter, die wiederholte Fehlgeburten verursachen können.
- Weitere Ursachen sind hormoneller Natur, wobei vor allem Schilddrüsenerkrankungen oder Veränderungen der weiblichen Hormone eine große Rolle spielen.
- Bei Autoimmunerkrankungen werden Antikörper gegen das körpereigene Gewebe produziert, die zu Fehlgeburten und Schwangerschaftskomplikationen führen können.
- Eine weitere wichtige Ursache sind angeborene Veränderungen im Blutgerinnungssystem. Sie können gegebenenfalls durch Einsatz von Blutgerinnungshemmstoffen behandelt werden.
- Auch psychische Faktoren können eine ursächliche Rolle bei wiederholten Fehlgeburten spielen.

Engmaschige Betreuung hilft

Zwei Wissenschaftler untersuchten schon im Jahr 1984 Frauen, die ohne erkennbare Ursache wiederholt Fehlgeburten erlitten hatten. Es zeigte sich, dass 86 Prozent dieser Frauen ihre Schwangerschaft erfolgreich austragen konnten, als sie regelmäßig wöchentlich medizinisch untersucht wurden, unter anderem mit Ultraschall (Stray-Pederson und Stray-Pederson 1984). Eine weitere Studie kam zu ähnlichen Ergebnissen (Clifford 1997). Daraus entwickelte sich das Konzept der sogenannten Tender loving Care.

Tender loving Care – was ist das?

Dieser Begriff klingt zunächst mehrdeutig. Gibt man ihn in eine Suchmaschine im Internet ein, erhält man eine Auswahl von zum Teil recht schlüpfrigen Internetadressen. Derartiges ist hier natürlich nicht gemeint. Die Übersetzungsvorschläge für »Tender loving Care« im englisch-deutschen

Wörterbuch lauten: »mit viel Liebe und Sorgfalt«, »Streicheleinheiten« oder »sehr pfleglich umgehen«.

Tender loving Care wird auch als Holding bezeichnet und meint eine Art der Schwangeren-Vorsorge, die eher eine Schwangeren-Fürsorge ist.

Zur Tender loving Care gehören, wie oben bereits angesprochen,

- eine engmaschige Betreuung (einschließlich Ultraschall) während der ersten drei Schwangerschaftsmonate,
- die ausführliche Besprechung der jeweils aktuellen Befunde,
- der frühzeitige Kontakt zu einem festen Ansprechpartner,
- das Angebot einer psychologischen Betreuung,
- das beruhigende Einwirken sowie eine freundliche und positive Einstellung des ganzen betreuenden Teams von der Arzthelferin bis zur Teamleiterin.

Die deutsche Leitlinie zu wiederholten Fehlgeburten formuliert das empfohlene Vorgehen wie folgt: »Eine intensive, über das normale Maß hinausgehende Betreuung einer solchen Schwangerschaft sollte daher integraler Bestandteil der Therapie gerade in den ersten Schwangerschaftswochen sein.« (AWMF-Leitlinie Nr. 015/050). Dass Tender loving Care wirkungsvoll ist, habe auch ich immer wieder in der täglichen Praxis erfahren. Diese besonders intensive Zuwendung und aufrichtige einfühlsame Begleitung hilft besonders belasteten Paaren häufig.

Vor- und Nachteile

Die Ärztin Martina Rauchfuss berichtet in einem Buch über ihre klinischen Erfahrungen mit der Methode der Tender loving Care, dass sie nicht nur bei Frauen mit unbekannter Ursache der wiederholten Fehlgeburten half, sondern sogar wenn organische Befunde vorlagen. Die intensive Beziehung hatte aber auch Nachteile: Es kam dazu, dass die Patientinnen alle Hoffnungen und Erwartungen mit der Ärztin persönlich verknüpften. Sie gaben jede Verantwortung und Kompetenz für den weiteren Verlauf der Schwangerschaft an diese ab. Das führte dazu, dass es bei mehrwöchiger Abwesenheit der zuständigen Ärztin wegen Urlaub oder Krankheit gerade in dieser Zeit zu Fehlgeburten bei den von ihr betreuten Frauen kam

(Rauchfuss 1999). Was sind die Ursachen für die Wirksamkeit von Tender loving Care?

Ein kurzer Ausflug in die Psychologie der Schwangerschaft

Die große alte Dame der Psychoanalyse und Schülerin von Sigmund Freud, Helene Deutsch, schrieb, dass im Verlauf der Schwangerschaft in einer Frau die Empfindung immer deutlicher werde, dass sie wirkliches Leben in sich trage und dass dieses Leben ihre Hingabe lebensnotwendig brauche. Deutsch schreibt: »… dass aus ihrer eigenen Kraft ein anderes Geschöpf entstehen (…) wird, diese schon nahende Zweiheit in der noch bestehenden Einheit ist vielleicht das stärkste Erlebnis des Weibes.« (Deutsch 1995)

Doch auf der anderen Seite steht schon immer die Angst: Angst, kein Kind haben zu werden, und Angst, selbst bei der Entbindung zu sterben. Heute steht in der Angsthierarchie bei Frauen, die ihr erstes Kind erwarten, an erster Stelle die Furcht vor Fehlbildungen, gefolgt von der Furcht vor Komplikationen bei der Geburt, einer langen Geburtsdauer, dem Verlust der Selbstkontrolle und vor Schmerzen.

Wenn es nun in den ersten Schwangerschaftswochen zur Fehlgeburt kommt, stürzt für die werdende Mutter plötzlich ein ganzes Gebäude aus Hoffnung, Zukunftsplänen und neuer Identität zusammen.

Können psychosoziale Faktoren eine Fehlgeburt bewirken?

Es gibt derzeit keine gesicherten Belege dafür, dass psychische und psychosoziale Faktoren eine Fehlgeburt auslösen können. Das heißt, Angst, depressive Störungen, emotionale Belastungen, psychosomatische Erkrankungen, unbewusste innere Konflikte oder »Stress« führen nicht zwangsläufig zu einer Fehlgeburt.

Das ist so wichtig, weil sich sonst jede Frau mit einer oder mehreren Fehlgeburten fragen müsste, ob ihre innere Einstellung oder ihre Psyche »schuld« an der Fehlgeburt sei. Diese Frage wird mir oft gestellt. Doch sie kann hier ganz klar und deutlich verneint werden. Man geht heute vielmehr davon aus, dass es sich um ein ganzes »Paket« anatomischer und erblicher

Faktoren, psychischer und persönlicher Ursachen, sozialer Umstände und Veränderungen im Hormon- und Immunsystem der betroffenen Frauen handelt, das zu wiederholten Fehlgeburten führt (Bergner 2006).

Bei wiederholten Fehlgeburten ist es naturgemäß nicht möglich zu unterscheiden, welche psychischen Faktoren die Ursache und welche die Folge einer Fehlgeburt sein könnten, denn es ist ja bereits eine Fehlgeburt vorausgegangen. Es gibt nur sehr wenige Studien über psychische Auswirkungen wiederholter Fehlgeburten. Den Folgen einer einzelnen Fehlgeburt hingegen sind zahlreiche Untersuchungen gewidmet, auf die ich mich hier beziehe (Bergner 2006).

Starke Beziehung – starke Trauer

Man glaubte lange Zeit, dass eine Frau erst dann eine emotionale Beziehung zum Kind aufnimmt, wenn sie erste kindliche Bewegungen spürt. Heute weiß man, dass eine werdende Mutter das Ungeborene schon in den ersten drei Schwangerschaftsmonaten in ihr Körperbild integriert. Ab dem dritten Schwangerschaftsmonat kommt es zu einer bildhaften Vorstellung vom Kind. Nach dem siebten Monat wird diese Vorstellung dann wieder schwächer und unschärfer (Stern et al. 2000).

Viele Frauen reagieren daher bereits in einem frühen Schwangerschaftsalter mit einer sehr starken Trauer auf den Verlust ihres Ungeborenen.

Die Fehlgeburt gilt als ein traumatisches Ereignis, das von den Frauen in unterschiedlicher Weise verarbeitet wird. Helene Deutsch betreute Frauen mit habituellen Aborten und fand: »Mehrere Male konnte ich mich überzeugen, dass der erste Abortus – was immer seine Ursache gewesen ist – zu einem unüberwindlichen Trauma wurde.« (Deutsch 1995) Manche Frauen empfinden die Fehlgeburt als ein Verlieren eines Teils ihrer selbst, manche fühlen sich völlig unbegründet als »Versagerin«, sie haben Schuldgefühle und Probleme mit ihrem Selbstwertgefühl nach der Fehlgeburt. Wieder andere Frauen empfinden Hass gegen ihren eigenen Körper oder Neid gegenüber schwangeren Frauen und Müttern. Sie haben dann den Wunsch, so schnell wie möglich wieder schwanger zu werden.

In den ersten Tagen und Wochen nach der Fehlgeburt fühlen sich viele Frauen schockiert und wie betäubt. Depressivität und Angst können auftreten.

Innerhalb eines Jahres haben die meisten Frauen den Verlust des Babys jedoch verarbeitet.

Fazit: Die Frage nach dem »Warum« bewegt alle Frauen nach der Fehlgeburt. Studien haben ergeben, dass das Gespräch über die möglichen Ursachen für die Bewältigung sehr wichtig ist. Dieses sollte nicht zu früh erfolgen, sondern am besten zwei bis drei Wochen nach der Fehlgeburt (Bergner 2006).

Das Kind in der werdenden Mutter

Ähnlich wie die Pubertät oder die Menopause stellt die Schwangerschaft eine verletzliche Phase dar, in der unbewusste Konflikte und Themen früherer Entwicklungsphasen noch einmal erlebt werden. Insbesondere die frühe Beziehung zur eigenen Mutter wird in der Schwangerschaft wieder aktiviert. Gleichzeitig kommt es zu einer starken Identifikation mit der eigenen Mutter. Darin liegt viel Ambivalenz. Als Schwangere werden Sie wieder in Ihre eigene Kindheit zurückversetzt, erinnern sich an viel Liebe und Zuwendung, aber eben auch an manche Kränkung und Ablehnung, manches Alleingelassen-Werden (Maaz 2009). Über lange Zeit vergessene Defizite und alte Wunden werden plötzlich wieder erlebt, wie es auch von dem Familientherapeuten John Bradshaw in seinem berühmten Buch *Das Kind in uns* (Bradshaw 2000) thematisiert wurde. Das ist schmerzlich. Sie sind ähnlich empfindsam wie als kleines Mädchen – und zugleich sollen Sie nun doch auch selbst Mutter werden. Ein Konflikt tut sich auf.

Während der Schwangerschaft haben viele Frauen den besonderen Wunsch nach Geborgenheit, nach Wärme, nach einer dauerhaft liebevoll zugewandten Bezugsperson – quasi einer »Ersatz-Mutter«. All dies versucht Tender loving Care, zumindest ansatzweise, zu leisten. Es ist das Bemühen, dem kleinen Kind, das in jeder Schwangeren wieder »auftaucht«, nachträglich eine gute, liebevolle Mutter zu sein. In meinen Augen ist dies neben anderen Faktoren ein möglicher Grund dafür, dass Tender loving Care so wirksam ist.

Menschliche Wärme – leider ein teures Gut

Tender loving Care ist besonders zeit- und personalaufwendig, also teuer. Es kann in dieser Form leider nur einer sehr kleinen Gruppe von Patientinnen angeboten werden. Ein niedergelassener Arzt hat in Deutschland durchschnittlich knapp acht Minuten Zeit pro Patientenkontakt. Häufig findet kein nennenswertes ärztliches Gespräch statt. Die meiste Zeit vergeht mit der Erhebung und Auswertung von Messwerten, mit der Diagnosestellung und dem Festlegen einer leitliniengerechten Therapie – meist in Form eines Rezepts.

Vielen Patienten hilft ein solches Vorgehen aber nicht. Das belegt unter anderem eine steigende Anzahl offizieller »Patienten-Fürsprecher«, die zwischen Arzt, Patient, Versicherung und Krankenhaus vermitteln sollen. Dies Phänomen ist symptomatisch für mangelnde Kommunikation, für zu wenig Vertrauen und einen Mangel an Wärme in der Arzt-Patient-Beziehung. Der Arzt steckt fest in diesem System, er kann gar nicht anders. Viele Ärzte leiden selbst darunter, haben sie doch einst diesen Beruf ergriffen, um helfen zu können.

> **Fazit:** Ich bin mir sicher, dass eine Spur von Tender loving Care – und sei es nur als innere Einstellung und angestrebtes Ideal – unserem Medizinbetrieb neben aller berechtigten und notwendigen medizinischen Akkuratesse nicht schaden könnte.

Kapitel 9

Vorgeburtliche Programmierung

Der Mutterleib als prägende Umwelt des Ungeborenen, die Mutter als wandelnder Risikofaktor

»Das Kind bedarf keines Gestirns und keines Planeten; seine Mutter ist sein Planet und sein Stern.« (Paracelsus)

In München fand im Mai 2010 ein Kongress unter dem Motto »The power of programming« – »die Macht des Programmierens« – statt. Dabei handelte es sich aber nicht um ein Treffen von Computerspezialisten, sondern um einen ziemlich jungen Forschungszweig der Medizin, der sich mit der sogenannten vorgeburtlichen Programmierung beschäftigt. Das Wort »Programmierung« ist uns eher aus dem Umgang mit technischen Geräten und Maschinen geläufig. Wir programmieren unser Handy, unseren PC oder unser Navigationsgerät. Werden bei der »vorgeburtlichen Programmierung« Babys programmiert?

Die vergangenen zwei Jahrzehnte standen wissenschaftlich unter dem Vorzeichen bahnbrechender Entdeckungen im Bereich der Genetik. Die Wissenschaft war überzeugt davon, dass Krankheiten entweder durch erbliche Anlagen entstehen, die im menschlichen Erbgut fest verankert sind, oder durch Umwelteinflüsse erzeugt werden. Man begann, das menschliche Erbgut zu analysieren. Es wurden viele Gene entdeckt, unter anderem solche, die bei der Entstehung von Brust- und Darmkrebs eine Rolle spielen. Die Veröffentlichungen jagten sich, weltweit herrschte eine »wissenschaftliche Goldgräberstimmung«.

Im Juni 2000 verkündete der damalige US-Präsident Bill Clinton im Rahmen einer Pressekonferenz die Entschlüsselung des kompletten menschlichen Erbgutes durch das Human-Genom-Projekt. Alle glaubten damals voller Stolz und Hoffnung, dass nun der Bauplan des Menschen bekannt sei und dass bald die meisten Krankheiten erklärbar und damit auch heilbar sein würden. Dies war eine Illusion. Es dauerte nicht lange, bis die Wissenschaftler erkannten, dass die Erbanlagen allein nicht der Schlüssel zum Verständnis von Erkrankungen sind.

In Großbritannien gab es eine interessante Studie an Neugeborenen, die von sogenannten Leihmüttern ausgetragen worden waren. Leihmütter sind Frauen, die für eine andere Frau einen Embryo austragen, die also ihre Gebärmutter für die Dauer einer Schwangerschaft zur Verfügung stellen. Es fiel auf, dass das Geburtsgewicht des Neugeborenen eher vom Körpergewicht der Leihmutter abhing als vom Gewicht der natürlichen Mutter. Dies gab einen deutlichen Hinweis darauf, dass Einflüsse während der Schwangerschaft in Bezug auf das kindliche Geburtsgewicht weitaus wichtiger sind als genetische Faktoren.

Es wurde klar, dass Erbanlagen durch verschiedene Umwelteinflüsse wie beispielsweise Ernährung, Klima, Stress oder starke psychische Eindrücke modifiziert werden können. Durch die jeweilige Umwelt können sie in ihrer Aktivität beeinflusst werden. Das war die Stunde des neuen Forschungsbereichs der sogenannten Epigenetik. Sie erforscht veränderbare Eigenschaften von Zellen, die nicht im genetischen Code des Menschen festgelegt sind und dennoch vererbt werden können.

Wir Menschen unterliegen einer sogenannten »epigenetischen Prägung«: Wir haben nicht nur Erbanlagen (Gene) geerbt, sondern wir verfügen über ein sogenanntes Epigenom, das wir teilweise selbst modellieren können.

Diese Prägung der dauerhaften zukünftigen Funktionsweise von Organen und Organsystemen findet zum großen Teil bereits im Mutterleib und in den ersten Lebenswochen des Neugeborenen statt. Der Mutterleib ist der zentrale Ort der vorgeburtlichen Prägung, ist die erste Umwelt des Ungeborenen. Im Mutterleib wird »programmiert«, wie die Organe des Ungeborenen lebenslang arbeiten werden. Kommt es in dieser Zeit zur »Fehlprogrammierung«, treten im späteren Leben des Kindes mit großer Wahrscheinlichkeit bestimmte Erkrankungen auf.

Durch Ihr Verhalten, Ihren Lebensstil und Ihre Gewohnheiten haben Sie also einen großen Einfluss darauf, ob Sie den Stoffwechsel Ihres Babys lebenslang günstig oder ungünstig prägen.

Fazit: Bereits in der Gebärmutter entscheidet sich, ob Ihr Kind in seinem späteren Leben wahrscheinlich einmal Übergewicht, hohen Blutzucker, Herz-Kreislauf-Erkrankungen oder psychische Erkrankungen entwickeln wird. Das bedeutet eine ganz große Chance und eine ebenso große Verantwortung für Sie. Früher hieß es: »Der Mensch ist, was er isst.« Heute gilt – wie Peter Spork in seinem Buch *Der zweite Code* schreibt: »Wir sind, was unsere Mutter gegessen hat.« (Spork 2011)

Warum übergewichtige Mütter später übergewichtige Kinder bekommen

Ein Drittel aller Schwangeren ist derzeit übergewichtig. Bereits seit 30 Jahren ist diese steigende Tendenz zum Übergewicht zu beobachten. Die durchschnittliche Gewichtszunahme einer Schwangeren ist in Deutschland in den vergangenen zwei Jahrzehnten um mehr als 2 Kilogramm angestiegen. Auch das Geburtsgewicht der Neugeborenen steigt kontinuierlich an.

Diese Entwicklung erklärt sich nicht allein aus erblichen Faktoren. Es ist eine Erkenntnis der Epigenetik, dass das Gewicht der Mutter, das Geburtsgewicht des Babys und ein späteres Übergewicht dieses Kindes im Erwachsenenalter in einem direkten Zusammenhang stehen. Kinder von Frauen mit starkem Übergewicht haben doppelt so häufig ein Geburtsgewicht von mehr als 4000 bis mehr als 4500 Gramm wie Kinder schlanker Frauen; bei extrem übergewichtigen Frauen verdreifacht sich dieses Risiko sogar. Durch das mütterliche Übergewicht kommt es zu einer vorgeburtlichen »Fehlprogrammierung« kindlicher Stoffwechselprozesse und damit zu einer Weichenstellung, die lebenslang bestehen bleibt. Die Einflüsse auf das Ungeborene im Mutterleib sind sogar prägender als die erbliche Veranlagung, die das Baby in sich trägt.

Ein vorhandenes Übergewicht – und das ist nicht zu verwechseln mit dem in Kapitel 4 behandelten Schwangerschaftsdiabetes – bedeutet ein wirkliches Risiko für die Mutter: In der Schwangerschaft hat sie ein höheres Risiko, einen Schwangerschaftsdiabetes oder eine sogenannte Präklampsie zu entwickeln (siehe Kapitel 4). Das Übergewichtsrisiko eines Babys, dessen Mutter in der Schwangerschaft stark an Gewicht zugenommen hatte, liegt bei 60 bis 70 Prozent. Auch das Risiko für die Entstehung eines Typ-II-Diabetes im späteren Leben steigt bei einem Kind mit einem Geburtsgewicht über 4000 Gramm um etwa 40 Prozent an.

Aus diesem Grund heißt eine Publikation der Deutschen Gesellschaft für Ernährung zum Thema frühe kindliche Prägung:»Prävention beginnt bereits im Mutterleib« (DGE 2009). Der Wissenschaftler Andreas Plagemann, der zu den Pionieren der Erforschung der pränatalen Prägung in Deutschland gehört, rät: »Prävention darf nicht erst im Kindesalter beginnen. Entscheidende, lebenslange Weichenstellungen im Sinne einer Prägung von Krankheitsveranlagungen erfolgen bereits während kritischer Entwicklungsphasen im Mutterleib und in den ersten Lebenswochen.« (zit. nach DGE 2009)

Deswegen gilt heute: Essen Sie als Schwangere nicht, wie man früher riet, »für zwei«. Wenn Sie normalgewichtig sind, sollte Ihre zusätzliche Energieaufnahme in der Schwangerschaft bei 200 bis 300 Kilokalorien liegen. Dies entspricht beispielsweise 100 Gramm Vollkornbrot und zwei Äpfeln pro Tag zusätzlich.

Untergewichtige Frauen sollten in der Schwangerschaft laut Deutscher Gesellschaft für Ernährung 12,5 bis 18 Kilogramm zunehmen, normalgewichtige Frauen 11,5 bis 16 Kilogramm und übergewichtige Frauen 7 bis 11,5 Kilogramm.

Falls Sie stark übergewichtig sind, sollten Sie nicht während der Schwangerschaft abnehmen, sondern besser schon das Gewicht reduzieren, bevor Sie schwanger werden. Die empfohlene Gewichtszunahme für stark übergewichtige Schwangere beträgt mindestens 6 Kilogramm in der Schwangerschaft.

Das Thema Ernährung wird zu Königsdisziplin

»Die Basis unseres Seins ist die Ernährung.« Dieser tiefgründige Satz stammt von Sternekoch Johann Lafer. Im Hinblick auf die Schwangerschaft ist die Ernährung sogar die Basis des Seins unserer Kinder und Kindeskinder. Was Sie als Schwangere essen und trinken, ist keine Nebensache.

Die gezielte und bewusste Auswahl der Nahrungsmittel wird durch den epigenetischen Ansatz zu einem ganz zentralen Wirkfaktor der Schwangerschaft. Durch einen sportlichen und ernährungsbewussten Lebensstil können Sie Ihre Schwangerschaft und die gesundheitliche Basis des zukünftigen Lebens Ihres Babys aktiv in positiver Art und Weise mitgestalten.

Über Ernährung wissen wir meistens nicht so viel. Wir lernen in der Schule nur sehr wenig darüber, schon gar nicht in den Gymnasien. Nicht einmal vier von zehn Deutschen kennen sich laut einer Studie des Bundesministeriums für Ernährung, Landwirtschaft und Verbraucherschutz mit dem Nährwertgehalt von Lebensmitteln aus (BMELV 2008). Kenntnisse über Ernährung, über Nährwerte und Inhaltsstoffe von Nahrungsmitteln zu vermitteln, das wäre so wichtig – holt die (Sterne-)Köche in die Schulen!

Unterversorgung im Mutterleib – Herzinfarkt als erwachsener Mensch

Die Arbeitsgruppe um den Forscher David Barker aus Großbritannien beobachtete einen Zusammenhang zwischen einem niedrigen Geburtsgewicht von Neugeborenen und dem gehäuften, lebenslangen späteren Auftreten von Übergewicht, hohem Blutdruck, Typ-II-Diabetes sowie von Herzinfarkten und Schlaganfällen. Dieser Zusammenhang war umso stärker, je niedriger das ursprüngliche Geburtsgewicht war. Man bezeichnete diesen Zusammenhang als »Barker-Hypothese« oder als »Small Baby Syndrome«, also als »Syndrom des kleinen Kindes« (Hales und Barker 1992). Dies passte auch gut zu der Tatsache, dass Menschen, die zu Zeiten einer Hungersnot oder kurz danach geboren wurden, im späteren Leben wahrscheinlicher an Diabetes und Übergewicht leiden und wahrscheinlicher einen Herzinfarkt bekommen werden.

Auch eine Unterernährung im Mutterleib bewirkt demnach eine Prägung von Stoffwechselvorgängen beim Ungeborenen, die das Auftreten von hohem Blutdruck, Herzinfarkten und Schlaganfällen im späteren Erwachsenenleben begünstigen. Grund sind epigenetische Veränderungen am Erbgut (Spork 2011).

Diese Veränderungen können über mehrere Generationen vererbt werden. Durch eine gesunde Lebensweise mit regelmäßiger körperlicher Bewegung und ausgewogener Ernährung können Erwachsene solchen Veranlagungen durch ihre Lebensführung wieder entgegenwirken. Die Therapeuten sprechen dabei von einer gezielten »Re-Programmierung«.

Niedriges Geburtsgewicht – Nierenerkrankung im späteren Leben

Ein niedriges Geburtsgewicht und weitere ungünstige vorgeburtliche Umgebungsbedingungen stehen laut aktuellen Untersuchungen auch in Zusammenhang mit einer gestörten Entwicklung der Nieren. Bei vorgeburtlich unterversorgten Kindern wird in den letzten drei Schwangerschaftsmonaten eine geringere Anzahl an funktionellen Untereinheiten der Nieren, den sogenannten Nephronen, aufgebaut. Dies führt durch eine »Fehlprogrammierung« häufig bereits im Kindesalter zu schweren Formen bestimmter Nierenerkrankungen. Im Erwachsenenalter kommt es zur chronischen Niereninsuffizienz sowie zu entzündlichen Nierenerkrankungen. Das wiederum trägt indirekt zur Entstehung von Bluthochdruck bei.

Diskutiert wird darüber hinaus auch eine mögliche Auswirkung einer hohen Salzzufuhr während der Schwangerschaft. Diese könnte die Ursache dafür sein, dass die Entwicklung der kindlichen Nieren beeinträchtigt wird. Auch hier scheint es nach der Geburt wiederum möglich zu sein, durch das gezielte Vermeiden einer Überernährung des Kindes bzw. des späteren Erwachsenen dieser pränatalen Prägung entgegenzuwirken.

Allergien und Asthma bronchiale – Weichenstellung vor der Geburt

Etwa 30 Prozent aller Europäer leiden unter allergischen Erkrankungen, mit zunehmender Tendenz. Insbesondere Kinder sind davon betroffen. Jedes dritte Kind hat derzeit eine Allergie. Dazu gehören Heuschnupfen, Kontaktekzeme, Asthma bronchiale, Nesselsucht und verschiedene Arten von Nahrungsmittelallergien. Man geht heute davon aus, dass neben einer genetischen Veranlagung auch in diesem Bereich epigenetische Phänomene eine große Rolle spielen.

Die wichtige, prägende Rolle des mütterlichen Immunsystems für die Abwehr des Ungeborenen zeigte sich schon daran, dass Kinder allergischer Mütter häufiger an Allergien leiden als Kinder allergischer Väter. Es ist bekannt, dass bereits in der Schwangerschaft Allergien auslösende Stoffe von der Mutter via Nabelschnur oder via Mutterkuchen auf das Ungeborene übergehen. Sie reichern sich dann im Gewebe des Mutterkuchens an, was eventuell zu einer rascheren Sensibilisierung führen kann.

Unklare Datenlage zum Thema »Was schützt vor Allergien?«

Es gibt Behandlungsansätze, die bereits vor der Geburt versuchen, Allergien aktiv durch Einsatz schützender Substanzen zu vermeiden. Eine Studie untersuchte die Gabe bestimmter probiotischer Bakterien von einem Zeitpunkt vier Wochen vor der Geburt bis zur Geburt und in den ersten sechs Monaten nach der Geburt. Bei Kindern aus starken Allergiker-Familien sank unter dieser Probiotikagabe die Häufigkeit allergischer Ekzeme um 50 Prozent bis zum Alter von zwei Jahren. Nach vier Jahren war die Ekzemhäufigkeit immer noch um 43 Prozent vermindert (Kalliomaki 2001). Die Ergebnisse der Studie sind allerdings aus epigenetischer Sicht nicht unumstritten, weil nicht zu erkennen ist, ob die vor- oder die nachgeburtliche Gabe der Probiotika hilfreich war.

Offenbar unwirksam: Vermeidung von Allergenen

Weitere Strategien umfassen die Vermeidung von Allergie auslösenden Substanzen, zum Beispiel von Hausstaubmilben oder Hühnereiweiß. Eine Studie untersuchte die Auswirkungen einer vor- und nachgeburtlich verminderten Hausstaubmilben-Exposition: Im Alter von drei Jahren hatten die Kinder aus dem hausstaubmilbenarmen Milieu keine verminderte Allergierate im Vergleich zu einer Kontrollgruppe (Woodcock 2004). Eine weitere Untersuchung aus Schweden, die Schwangere in den letzten drei Monaten der Schwangerschaft konsequent auf Kuhmilch und Hühnereier verzichten ließ, zeigte bei deren Kindern im Alter von fünf Jahren sogar eine deutlich höhere Rate an Hühnereiweiß-Allergien (Falth-Magnusson und Kjellmann 1992).

Gezieltes Meiden von Allergenen scheint bei der vorgeburtlichen Prävention von Allergien nicht zum Ziel zu führen.

Schadstoffe und Asthma

Kürzlich wurde erstmals veröffentlicht, dass vorgeburtliche Faktoren wie die Ernährung der Mutter, das regelmäßige Einatmen von Abgasen, das Ausgesetztsein gegenüber Schadstoffen und mütterliches Rauchen während der Schwangerschaft Mechanismen auslösen, die zu kindlichem Asthma bronchiale führen können. Asthma bronchiale tritt bei Kindern meist zwischen dem zweiten und siebten Lebensjahr auf. Dabei wird dieses Asthmarisiko, wie man anhand epigenetischer Studien nachweisen konnte, bis in die zweite Generation vererbt (Martino 2011). Angesichts der Tatsache, dass mindestens 17 bis 23 Prozent der Frauen in der Schwangerschaft rauchen und 14 Prozent der schwangeren Frauen »zumindest gelegentlich« Alkohol trinken, ergibt sich hier ein echter Handlungsbedarf (Bergmann 2007).

Fazit: Rauchen und Alkohol schädigen Ihr ungeborenes Kind nachhaltig – auch in geringen Mengen. Die gesundheitlichen Folgen reichen weit in das Leben als Erwachsener hinein.

Wir sind unseren Veranlagungen nicht ausgeliefert

Die Forschung zur vorgeburtlichen Programmierung zieht inzwischen weite Kreise. Sie befasst sich unter anderem mit

- der Programmierung der Knochengesundheit,
- der Beeinflussung der Muskel- und Fettmasse des Organismus,
- Nahrungsmittelunverträglichkeiten,
- den Einflüssen von Fisch-Eiweißen auf das Ungeborene,
- den Einflüssen von Umweltgiften auf das Ungeborene sowie mit
- der Beeinflussung der kindlichen Gehirnentwicklung.

Fazit: Ein wichtiger Befund zahlreicher Untersuchungen zum Thema der vorgeburtlichen Programmierung ist es, dass diese Prägungen keineswegs unentrinnbar das weitere Lebensschicksal eines Menschen bestimmen. Durch eine gesunde Lebensführung mit ausreichend Bewegung und Schlaf, eine hochwertige Ernährung mit viel Obst und Gemüse sowie strikte Enthaltsamkeit gegenüber Schadstoffen wie Zigaretten und Alkohol kann ein Mensch sein Epigenom zu jeder Zeit günstig beeinflussen. Wir sind unseren Veranlagungen nicht ausgeliefert, sondern können diese modifizieren.

Ihr Fetus spürt, welche psychische Verfassung Sie haben

Ein Fetus bekommt dauernd Signale von seiner Mutter. Er hört den mütterlichen Herzschlag, er erhält biochemische Signale über die Nabelschnur – und er erhält darüber hinaus Informationen über die psychische Verfassung seiner Mutter. Wissenschafter fanden heraus, dass Kinder von Müttern, die in der Schwangerschaft an Depressionen litten, später häufiger selbst psychisch krank sind. Dass dies nicht rein erblich bedingt ist, zeigte Curt Sandman daran, dass es den Babys nach der Geburt am besten ging, deren Mütter vor und nach der Geburt psychisch gesund waren.

Das ist nicht verwunderlich, aber sie stellten auch fest, dass es solchen Neugeborenen und Kleinkindern gut ging, deren Mütter bereits in der Schwangerschaft, aber auch danach depressiv waren. Schlechter entwickelten sich Kinder, die wechselnden Bedingungen ausgesetzt waren: Kinder von Schwangeren, die entweder vor der Geburt gesund und danach depressiv waren oder umgekehrt in der Schwangerschaft depressiv und nach der Geburt gesund. Diese Babys hatten keine Möglichkeit, die vorgeburtlich erlernten Muster später umzusetzen.

Wir wissen durch aktuelle Untersuchungen, dass sehr schwere Depressionen in der Schwangerschaft zu neurologischen Problemen beim Neugeborenen und zu einer Neigung zu psychischen Störungen führen können (Sandman 2011). Bei Frauen, die in der frühen Schwangerschaft sehr starke Ängste in

Bezug auf die Schwangerschaft haben, kann das Temperament des Ungeborenen dadurch beeinflusst werden (Blair 2011). Starke psychische Belastungssituationen, traumatische Erlebnisse oder gar die Misshandlung der Schwangeren haben tief greifende Auswirkungen auf die fetale Reifung und auf die Fähigkeit, Emotionen zu regulieren, sowie auf die geistige Leistungsfähigkeit der Kinder, wenn sie sechs bis acht Jahre alt sind.

Fazit: Das Ungeborene sammelt in der Gebärmutter Informationen für sein Leben nach der Geburt. Diese Informationen erhält es von seiner Mutter. Es findet eine Prägung grundlegender Prozesse im Gehirn des Babys und eine Bahnung neurologischer Entwicklungen statt, die später zur Basis psychischer Gesundheit oder psychischer Erkrankungen werden kann. Das folgende Kapitel wird sich eingehender mit diesem Thema befassen.

Große Chancen für Sie und Ihr Baby

Das Konzept der vorgeburtlichen Prägung birgt ungeahnt große Chancen für Sie und Ihr Baby, denn wir wissen nun, dass wir Menschen durch unser Erbgut nicht festgelegt sind. Vielmehr haben wir die Möglichkeit, durch unser Verhalten bestimmte Gene »stummzuschalten« oder andere zu aktivieren. Sie selbst können lebenslange Stoffwechselvorgänge bei Ihrem Baby und bei sich selbst maßgeblich bahnen.

Sie können durch vitaminreiche Kost und die Einnahme von Folsäure in einem sehr frühen Stadium – ja, bereits vor der Befruchtung der Eizelle – lebenswichtige Vorgänge im neuen, sich entwickelnden Organismus prägen. Auch Erkrankungen wie der sogenannte offene Rücken und die Lippen-Kiefer-Gaumen-Spalte können bei einem großen Teil der Ungeborenen auf diese Weise verhindert werden.

Durch die Vermeidung von Übergewicht und bewusste kohlenhydratarme Ernährung sowie ausreichende körperliche Bewegung können Sie bereits in den ersten Lebenswochen Ihres ungeborenen Kindes wichtige Weichen für dessen zukünftigen Zuckerstoffwechsel und späteres Gewicht stellen.

Das gezielte strikte Vermeiden schädlicher Substanzen wie Nikotin und Alkohol sollte in der Schwangerschaft eigentlich selbstverständlich sein. Das ist es aber angesichts 10 000 alkoholgeschädigter Neugeborener pro Jahr in Deutschland, von denen 4000 sehr schwer geschädigt sind, leider nicht. Auch so geschieht eine lebenslange Prägung des Ungeborenen, allerdings in negativer Weise.

Die Befunde der epigenetischen Forschung werden die geburtsmedizinische Landschaft in Deutschland erheblich verändern. Bis jetzt finden sich allerdings noch keine Hinweise zur Epigenetik in Schwangerschaftsratgebern, und der Mutterpass hat auch noch keine gesonderte Rubrik »Epigenetik« eingerichtet. Die Geburtsvorbereitungskurse in Hebammenpraxen und Kliniken haben noch keine Kochschule für werdende Mütter integriert. Es gibt noch keine Rezepte der Krankenkassen für Schwangeren-Training auf dem Laufband bei Überschreiten eines bestimmten Körpergewichts.

Epigenetische Zukunftsvisionen

Als epigenetisch begründete Zukunftsvision könnte ich mir schadstoffarme »Schwangerschafts-Camps« in gesunden Biosphären-Reservaten vorstellen, die Schwangere vielleicht in mehreren Jahrzehnten für die Dauer der Schwangerschaft aufsuchen werden, um dort gesund ernährt, sportlich gecoacht und mental angeleitet zu werden, damit Ungeborene eine optimale vorgeburtliche Umwelt erleben können – so eine Art »Wellness für das Ungeborene«.

Erste Ausläufer dieser neuen Erkenntnisse und der erweiterten Vorsorgekonzepte erreichen uns bereits mit der neu in die Mutterschafts-Richtlinien aufgenommenen Reihenuntersuchung auf das Vorliegen von Schwangerschaftszucker in Deutschland (siehe Kapitel 4). Außerdem wurde im Mai 2011, pünktlich zum 50. Geburtstag des Mutterpasses, im Rahmen des von der Bundesregierung unterstützten Netzwerks »Junge Familie – Gesund ins Leben« ein Projekt gestartet, das erstmals einheitliche Handlungsempfehlungen für die Ernährung in der Schwangerschaft herausgab. Auch dies ist ein Schritt, der zweifelsohne aus epigenetischer Sicht sinnvoll und berechtigt ist.

Aber es ist auch ein weiterer Schritt in Richtung gezielter »Programmierung« der Schwangeren.

Eine neue Dimension des Risikodenkens

Die Vorsorgemediziner aller Fachrichtungen spitzen gerade ihre Ohren: Sie haben den Mutterleib als neue große Bühne und Spielwiese der Prävention gewittert. Bei der Prävention – das Wort kommt vom lateinischen Wort *praevenire*, das »zuvorkommen, verhüten« bedeutet – geht es um die Verringerung und Vermeidung von Risikofaktoren. Genauer gesagt geht es um die »primäre Prävention«. Deren Ziel ist es, durch bestimmte Maßnahmen wie Impfungen und Ernährungsberatung das Eintreten einer Erkrankung zu verhindern. Noch genauer gesagt: Im Sinne der pränatalen Prägung soll schon das Auftreten von Risikofaktoren für eine Erkrankung des Ungeborenen im Mutterleib verhindert werden. Dies nennt man dann »primordiale Prävention«. *Mit der Epigenetik bekommt die risikozentrierte Vorsorgemedizin eine neue Dimension: Wurden früher Faktoren aus der Umwelt der Schwangeren als Risikofaktoren definiert, so wird der Frauenkörper nun selbst zum »wandelnden Risikofaktor«.*

Der Buchtitel von Barbara Duden *Der Frauenleib als öffentlicher Ort* bekommt so eine ungeahnte aktualisierte Bedeutung (Duden 1991). Eine Schwangerschaft ist heute unweigerlich eine Schwangerschaft im Zeichen der Risikogesellschaft. Ihr Zustand als Schwangere, Ihr Gewicht, Ihre Ernährung, Ihr Lebensstil wird ein Teil des öffentlichen Interesses. Eine Frage muss dabei erlaubt sein: Wie weit darf Medizin, Vorsorgemedizin, in das private Leben, in die Intimsphäre eines Menschen vordringen? Geht das nicht bald zu weit? Es geht sogar noch weiter. Auch emotionale Erfahrungen, psychischer Stress, mentale Befindlichkeitsstörungen wurden als Faktoren der pränatalen Prägung identifiziert. Erfahren Sie starken emotionalen Stress in der Schwangerschaft, dann wird auch Ihr Kind später lebenslang anfälliger für Stress und für psychische Erkrankungen sein. Werden wir also zukünftig bei der Schwangerenvorsorge Fragebögen austeilen, die das Ausmaß der emotionalen Belastung der werdenden Mutter erheben? Werden zukünftig ab einem festgelegten Wert auf der Depressivitätsskala psychotherapeutische

Maßnahmen eingeleitet oder sogar Psychopharmaka verordnet, um beim Ungeborenen spätere psychische Störungen zu verhüten? Wie weit dürfen wir als Vorsorgemediziner gehen, um individuelles Leid zu verhindern und eine allgemeine Gesundheitsförderung zu betreiben? Der Schritt zu einer »totalitären Schwangerenvorsorge« ist dann nur noch klein. Unsere Risikomedizin darf nicht so weit gehen, dass sie schwangere Frauen vorsorglich erdrückt.

Prägung statt Programmierung

Vielleicht sollte man den Begriff der »vorgeburtlichen Programmierung« überdenken und stattdessen besser von »Prägung« sprechen. Der Ausdruck »Programmierung« beinhaltet zutiefst, dass hier Menschen als Maschinen betrachtet werden, die programmierbar, steuerbar, manipulierbar sind, die »kaputtgehen« können, repariert oder bei Bedarf verschrottet werden.

Bereits Ende der 1970er-Jahre gab es im Zuge der Technisierung der Geburtshilfe in Deutschland den Begriff der sogenannten programmierten Geburt. Darunter verstand man die medizinische Steuerung des Geburtsgeschehens durch künstliche Einleitung der Wehentätigkeit oder durch die aktive Eröffnung der Fruchtblase. Der Zeitpunkt der Geburt wurde dabei auf Wunsch der Schwangeren oder zu einem für das Krankenhaus günstigen Zeitpunkt gewählt. Man begründete dieses Vorgehen mit dem Argument der Sicherheit für Mutter und Kind. In den 1980er-Jahren wurde dieses aktive Management zunehmend zugunsten der »natürlichen« oder »sanften Geburt« verlassen. Was derartig programmiert abläuft, kann dem Lebewesen Mensch einfach nicht gerecht werden.

Das Prinzip der vorgeburtlichen Programmierung könnte leicht dazu führen, dass Schwangere selbst zu »programmierten Schwangeren« werden. Das jeweilige Programm wird dann von der Vorsorgemedizin vorgegeben.

Die vorangehenden Kapitel dieses Buches haben versucht zu zeigen, wie Schwangere heutzutage von Risiken umgeben sind. Es handelt sich dabei, um nur einige zu nennen, um Risiken, die sich aus der Nahrung, aus Infektionskrankheiten, aus dem eigenen Erbgut, dem Alter oder sonstigen quantitativ erhobenen Messwerten der Schwangeren ergeben. Der Begriff

»Risiko« begleitet heute jede Schwangerschaft von Anfang an und ersetzt dabei typische frühere Schwangerschaftsängste wie die vor Blitzen, Mäusen und Dämonen.

Wir Ärzte propagieren dieses Risikodenken, obwohl wir heute wissen, dass starke emotionale Einflüsse in der Schwangerschaft, insbesondere die negativen Effekte von Stress, Angst und Gewalterfahrungen, sich prägend auf die psychische Verfassung des Ungeborenen auswirken können. Wenn wir eine schwangere Frau durch unzählige Untersuchungen, wiederholte Kontrollen und oftmals unklare Aussagen immer wieder von Neuem verunsichern und verängstigen, dann bewirken wir möglicherweise selbst eine negative Prägung mit weitreichenden Auswirkungen.

Fazit: Angesichts dieses Wissens wäre es ein wichtiges Ziel ärztlichen Handelns, wo immer es möglich ist, schwangere Frauen wie Sie aus dem Kreislauf dieses furchterregenden Risikodenkens zu befreien, statt diese Befürchtungen auch noch auszulösen und zu vertiefen. Gab es da nicht einmal eine ganz grundlegende Botschaft, die »Fürchte dich nicht!« hieß?

Begründete positive Botschaften zu geben, zu beruhigen, zu stabilisieren, innere Harmonie zu unterstützen, Zuversicht zu vermitteln, wo immer das möglich ist, auch das ist prägendes ärztliches Handeln. Das Konzept der vorgeburtlichen Prägung birgt damit auch eine Chance für Ärzte: Sie könnten zum »Prägungshelfer« im besten Sinne dieses Wortes werden.

Und auch für Sie selbst ergeben sich wichtige Chancen: Mit einem gezielt gesundheitsbewussten Lebensstil in der Schwangerschaft können Sie die Gesundheit und Zufriedenheit Ihres Babys nachhaltig prägen. Achten Sie auf eine abwechslungsreiche Ernährung, ausreichend Bewegung und Entspannung, einen erholsamen Schlaf sowie auf eine angemessene Gewichtszunahme während der Schwangerschaft. Versuchen Sie, es sich in dieser besonderen Lebensphase in jeder Hinsicht gut gehen zu lassen. Seien Sie selbstbewusst und lassen Sie sich nicht unnötig verängstigen, beunruhigen oder in die Ecke drängen.

Kapitel 10

Wer ist eigentlich das Ungeborene?

Ihr Bauch als »Blackbox«, Ihr Baby als »blinder Passagier«

»Der Fetus und seine Mutter sind nie getrennt, sie essen, schlafen, bewegen sich, rauchen, nehmen Medizin und haben Unfälle – gemeinsam.« (Chamberlain 1997)

Wer interessiert sich eigentlich wirklich für das Ungeborene als fühlendes Lebewesen? Die Pränatalmediziner sehen den Bauch von Schwangeren als eine Art »Blackbox«, als »schwarzen Kasten«. Es gilt, dieses geschlossene, undurchsichtige System mit Schallwellen zu durchdringen, um Abweichungen von der menschlichen Norm zu entdecken. Der Fetus ist ein zu diagnostizierendes passives Wesen, ein Untersuchungsobjekt. Er interessiert nicht wirklich als Lebewesen, sondern er erscheint als modellhaftes, abstraktes Bild auf dem Monitor. In der dreidimensionalen Darstellung ähnelt er einem Relief, wird zum Kunstprodukt. Bestimmte Erkrankungen des Fetus können bereits vor der Geburt durch Operationen behandelt werden. Man kann schon in der Gebärmutter das Blut des Ungeborenen austauschen oder bei kindlicher Blutarmut eine Blutübertragung durchführen. Der Fetus wird zunehmend zum Patienten.

Die Vorsorgemediziner befassen sich mit Gesundheitsförderung und Krankheitsvermeidung, der Fetus ist ein Objekt der Diagnostik und der Behandlung. Für die Vorsorgemedizin ist das einzelne Ungeborene als Lebewesen nicht wichtig. Ärzte denken in größeren Zusammenhängen und haben kein Interesse daran, was das Kind als individuelles Lebewesen empfindet. Rechtlich gesehen ist das Ungeborene für sie ein möglicher zukünftiger Kläger, gegen den man sich frühzeitig absichern muss.

Wenn Sie zum Frauenarzt gehen, beschäftigen sich die meisten von diesen mit »der Schwangerschaft«, Ihr Ungeborenes behandeln sie wie einen blinden Passagier. Der Patient sind Sie als Frau, die eben den Fetus als stillen Mitläufer bei sich trägt. Niemand kommuniziert mit ihm, dies ist ja verbal auch gar nicht möglich. Jede Untersuchung und therapeutische Maßnahme bezieht sich auf Sie als Schwangere und nur indirekt auch auf Ihr Kind.

Das Ungeborene ist Teil des Systems »Schwangerschaft«. Kindliche Organfunktionen werden als Herztonkurve und Ultraschallsignale abgeleitet, es werden sonografische Messungen der kindlichen Körperteile vorgenommen, das fetale Gewicht geschätzt und biophysikalische Profile erstellt. Bei der Fruchtwasseruntersuchung sticht eine Nadel durch die Bauchwand in die Fruchthöhle, den Aufenthaltsort des Ungeborenen, und saugt Fruchtwasser ab. Interessiert es die Frauenärzte, wie Ihr Kind all dies empfindet und was es von uns als Außenwelt wahrnehmen kann?

Wer nimmt dieses Wesen Fetus als Subjekt wahr – außer Ihnen, der werdenden Mutter? Wer ist dieses Ungeborene überhaupt? Es ist ein ganz früher Mensch, auch wenn es wie ein Eremit zurückgezogen in der Innenwelt »Mutterbauch« lebt. Wir können dieses Wesen nicht sehen. Kann das Ungeborene sich mit uns verständigen? Wir können durch die Bauchdecke der Mutter seine Bewegungen spüren. Wir bemerken seine Ruhephasen und dass es auf verschiedene Stimmen reagiert. Es nimmt uns wahr.

Diesen Themen widmet sich die vorgeburtliche Psychologie. Über viele Jahre befand sich diese wissenschaftliche Disziplin in einer Außenseiterrolle. Sie wurde von manch einem hartgesottenen Wissenschaftler als esoterisch belächelt, denn wie sollte man die Psyche des Ungeborenen erforschen, wenn man nicht mit dem Fetus sprechen könne? Diese Einstellung hat sich geändert. Wunderbare Bücher wie *Das Geheimnis der ersten neun Monate* (Hüther und Krens 2008), *Nabelschnur der Seele* (Hidas und Raffai 2006), *Die Seele fühlt von Anfang an* (Alberti 2005) oder *Der Seelenraum des Ungeborenen* (Janus 2000) sind Ausdruck eines neuen Denkens.

Die vorgeburtliche Psychologie wird durch die aktuellen Befunde der epigenetischen Forschung (siehe Kapitel 9) und der Hirnforschung in ungeahnter Weise unterstützt. Zudem wird durch die rasante Entwicklung der Ultraschalltechnologie der Bauch schwangerer Frauen zunehmend

»gläsern«. Wir können das Baby in Echtzeit beobachten und sein Verhalten analysieren. Es ist wissenschaftlich »schick« geworden, über das Denken, Fühlen, Wahrnehmen und Verhalten des Ungeborenen nachzudenken. Und das ist gut so.

Womit beschäftigen sich Babys im Mutterleib?

Noch bis vor etwa 30 Jahren glaubte man (und viele glauben dies noch heute), dass wirkliches menschliches Verhalten erst wenige Monate nach der Geburt einsetzt. Vor mehreren Jahrzehnten war man auch noch davon überzeugt, dass Neugeborene keine Schmerzen empfinden könnten. Deswegen wurden neugeborene Babys damals noch ohne Narkose operiert. Dies wurde damit begründet, dass ihr Gehirn noch unreif sei und keine Sinneswahrnehmungen, Gefühle oder Gedächtnisleistungen ermögliche, ganz zu schweigen von der Ausprägung einer Persönlichkeit oder von Denkfunktionen. Der Psychoanalytiker und Wegbereiter der vorgeburtlichen Psychologie in Deutschland, Ludwig Janus, kritisiert, dass das Kind vor der Geburt auch heute »gesellschaftlich noch weithin nur ein biologisches Wesen« ist (Janus 2000).

Der Wissenschaftler David Chamberlain forderte bereits vor 15 Jahren einen Paradigmenwechsel im Denken über das vorgeburtliche Leben und lieferte eine eindrucksvolle Analyse vorgeburtlichen Verhaltens (Chamberlain 1997). Ich greife seine Argumentation im Folgenden teilweise auf.

Aktive Bewegungsmuster

Ihr Baby reagiert keineswegs nur reflexartig auf äußere Einflüsse, wie man lange Zeit annahm, sondern es zeigt Bewegungsmuster, die es selbstständig und aktiv hervorbringt. Aus Ultraschallstudien ist bekannt, dass sich Ungeborene bereits mit sechs Schwangerschaftswochen bewegen. Mit zehn Schwangerschaftswochen ist ein nahezu komplettes Bewegungsrepertoire erkennbar: Ihr Baby führt nun die Hand zum Mund, kann sich um seine eigene Längsachse drehen, beugt und streckt seine Arme und Beine, schluckt Fruchtwasser und macht seinen Mund aktiv auf und wieder zu. Bald spielt es mit seiner Nabelschnur, greift nach den eigenen Füßchen und stößt sich mit den Füßen von der Gebärmutterwand ab.

Immer wieder beobachte ich bei Ultraschalluntersuchungen, wie sich ein Baby nach einem mütterlichen Hustenanfall oder nach einer Lachsalve, die eine erdbebenähnliche Erschütterung im mütterlichen Bauch hervorruft, mehrere Sekunden lang vermehrt bewegt. In den ersten zwölf Wochen der Schwangerschaft zeigen Feten Bewegungsphasen, die bis zu siebeneinhalb Minuten dauern. Die kindlichen Bewegungen werden erst später, im letzten Schwangerschaftsdrittel, durch die zunehmende räumliche Enge in der Gebärmutter begrenzt.

Die Entwicklung der drei- und vierdimensionalen Ultraschalluntersuchung in neuerer Zeit ermöglicht es, solche kindlichen Verhaltensmuster detailliert zu beobachten. Sie organisieren sich vorwiegend in den letzten drei Schwangerschaftsmonaten und stehen in direktem Zusammenhang mit den Veränderungen im kindlichen Gehirn.

Diese fetalen Bewegungsmuster sind Gegenstand der momentanen Forschung – zukünftig werden derartige Bewegungsanalysen wahrscheinlich zur Beurteilung der kindlichen Reife herangezogen werden.

Schmecken und Riechen

Rund um die 14. Woche der Schwangerschaft schluckt Ihr Baby und bewegt seine Zunge. Zu dieser Zeit kann es auch schmecken, da seine Geschmacksknospen heranreifen. Laut Studienergebnissen schlucken Ungeborene bei süßem Fruchtwassergeschmack häufiger, als wenn dieses bitter schmeckt. Ein süßer Geschmack wird auch in der Zeit nach der Geburt bevorzugt; dieser scheint einen beruhigenden und schmerzlindernden Effekt zu haben.

Nach der Geburt sucht Ihr Baby – so wie alle Säugetiere – nach der Mutterbrust. Es findet sie durch Geruchswahrnehmungen, die es aus der Zeit vor seiner Geburt kennt, denn das Fruchtwasser und Ihre Brustwarzen geben identische Duftstoffe ab. Aromastoffe wie Zimt, Knoblauch oder Zitrone, die Ihr Kind vom Geschmack des Fruchtwassers kennt, werden dann mit der mütterlichen Umgebung verknüpft (Hüther und Krens 2008). Ihr Baby ist sozusagen an Ihren »Geschmack« gewöhnt, erkennt diesen nach der Geburt wieder und fühlt sich dadurch beruhigt.

Nuckeln

Es ist immer wieder eindrucksvoll, per Ultraschall zu beobachten, wie ein Baby an seinen Fingern, Händen oder Füßen nuckelt. Manche Babys saugen offenbar in der Gebärmutter so intensiv am Daumen, dass sie dort bei der Geburt bereits eine Schwiele haben. Bei männlichen Feten werden in Zusammenhang mit dem Daumenlutschen ab der 16. Schwangerschaftswoche auch Erektionen beschrieben.

Atmen und Lächeln

Bei Ultraschalluntersuchungen fallen zudem die Atembewegungen des kindlichen Brustkorbes auf. Sie kommen im letzten Schwangerschaftsdrittel in 30 bis 80 Prozent der Zeit vor und werden als ein Zeichen für eine gute Verfassung des Kindes gedeutet. Diese Brustkorbbewegungen lassen nach, wenn Sie als Mutter bestimmte Beruhigungsmittel, Alkohol oder Nikotin zu sich nehmen.

Bereits um die 20. Schwangerschaftswoche herum lässt sich erkennen, dass Ihr Kind manchmal lächelt und seine Augen schnell bewegt. Bis zur 36. Schwangerschaftswoche wird beides häufiger. Die schnellen Augenbewegungen werden mit dem Vorhandensein von Träumen in Verbindung gebracht.

Reaktionen auf die Umwelt

Neben den beschriebenen aktiven, selbstständig hervorgebrachten Bewegungen reagiert Ihr Baby auch auf seine Umwelt. Es schützt sich beispielsweise, wenn in Höhe seines Kopfes sehr helles Licht auf Ihre Bauchdecke gerichtet wird. Dann wird es unruhig, seine Herzfrequenz steigt. Auch nach mehreren Minuten Ultraschalluntersuchung, insbesondere bei mechanischem Druck auf seinen Kopf, wird es oft unruhig.

Bei Fruchtwasseruntersuchungen fällt häufig auf, dass Babys der Nadel gezielt ausweichen und »wegschwimmen«. Nach der Fruchtwasserentnahme nimmt bei den meisten Feten die Herzfrequenz deutlich zu, bei manchen schlägt das Herz akut langsamer oder die Atemfrequenz verringert sich. Es gibt Berichte über sehr heftige kindliche Bewegungen bei Rockkonzerten, die als »Protest-Strampeln« gedeutet werden.

Im letzten Schwangerschaftsdrittel reagieren die Ungeborenen auf den Geschlechtsverkehr der Eltern mit Veränderungen der Herzfrequenz. Der mütterliche oder väterliche Orgasmus führt zu abrupter Beschleunigung oder Verlangsamung der Herzfrequenz des Feten um mehr als 30 Schläge pro Minute.

Hören

Ihr Baby kann bereits um die 16. Schwangerschaftswoche auf Geräusche reagieren, aktives Hören ist ab der 24. Woche möglich. Geräusche und Töne spielen eine große Rolle für jedes ungeborene Kind. Dazu gehören zum einen Körpergeräusche wie das Gluckern des mütterlichen Darmes, der mütterliche Herzschlag und das Rauschen der mütterlichen Bauchschlagader. Noch wichtiger aber ist Ihre mütterliche Stimme.

Ihre Stimme als Mutter erreicht Ihr Ungeborenes nicht nur von außen, sondern auch von innen. Sie wird über die Knochen der Wirbelsäule und des Beckens weitergeleitet: Ihre Beckenschaufeln bilden eine Art Resonanzkörper, der die Oberschwingungen der Töne wie ein Lautsprecher verstärkt. Auf diese Weise ist Ihre Stimme für Ihr Baby sehr gut wahrnehmbar. Bei den Babys im Mutterleib ist es offenbar besonders beliebt, wenn die Mütter singen – immer mehr Kurse werden hierzu angeboten. Die Stimme des Vaters erkennt ein Baby in den letzten Schwangerschaftsmonaten. Immer wieder berichten schwangere Frauen, dass ihr Ungeborenes auf die Stimme seiner Geschwister oder auf die des Vaters mit besonderer Körperaktivität reagiert.

Darüber hinaus nimmt das Ungeborene Erkennungsmelodien von Fernseh- und Radiosendungen, den Gong der *Tagesschau* und das Bellen von Hunden wahr und erkennt diese nach der Geburt wieder. Ungeborene reagieren auch auf klassische Musik. In einer Studie wurde einer Gruppe von Feten wiederholt das Fagotthema aus Sergej Prokofjews *Peter und der Wolf* vorgespielt. Diese Kinder hörten nach der Geburt auf zu schreien und beruhigten sich, wenn sie dieses Musikstück wieder hörten. Das ist im Grunde genommen nichts Neues: In anderen Kulturkreisen wie im Kongo singen werdende Mütter ihrem Baby im Mutterbauch traditionell immer wieder die gleichen Lieder vor, an die sich das Kind nach der Geburt erinnert. Damit kann es beruhigt werden. In unserer technisierten

Kultur gibt es auch CDs mit intrauterinen Geräuschen, die in den ersten Wochen nach der Geburt zur Beruhigung des Säuglings eingesetzt werden sollen.

Zwischenmenschlicher Kontakt

Bei Zwillingsschwangerschaften beobachtete man, dass die beiden Kinder bereits in der Gebärmutter zueinander Kontakt aufnehmen. Sie reiben zeitweise die Köpfe und Wangen aneinander, berühren sich mit den Füßen und mit dem Mund, um dann wieder zu ihren anderen Beschäftigungen zurückzukehren. Es gibt auch Berichte über Zwillinge, die sich in der Schwangerschaft immer wieder gegenseitig boxen und mit blauen Flecken geboren werden.

In einem Trainingsprogramm zur Förderung der vorgeburtlichen Interaktion mit den Eltern wurden die Eltern gebeten, auf die Strampelbewegungen und Tritte des Kindes gezielt mit Berührungen des mütterlichen Bauches zu reagieren. Auf diese Weise wurden die Feten darauf konditioniert, gegen die berührten Stellen zu treten. Das ist vorgeburtliche Interaktion und vorgeburtliches Training.

Fazit: All dies sagt uns, dass jedes Baby bereits in der Lebensphase vor der Geburt Gefühle zeigt und kommunizieren kann. Dies bringt es durch seine Verhaltensweisen zum Ausdruck. Schon in den ersten drei Monaten der Schwangerschaft existiert eine Körpersprache, die über das gesamte Leben als Kommunikationsform bestehen bleibt. Es gibt vorgeburtliche Emotionen, Lächeln, Lernen, Gedächtnisbildung, Interessen, Schmerzen, Aggressionen und Furcht. Das individuelle Temperament drückt sich schon in der Gebärmutter in der Art der Körperbewegungen eines Babys aus. Das Ungeborene nimmt aktiv an seiner Umwelt teil, hört, speichert, fühlt und lernt. Es ist alles andere als ein passiver »blinder Passagier«.

Der Mutterbauch: Ein vorgeburtliches Schulzimmer?

Die Kenntnis darüber, dass schon vor der Geburt Gedächtnisbildung und Lernen möglich sind, führte zu Spekulationen über die »Gebärmutter als Sprachlabor«. Es wurden verschiedene Theorien aufgestellt, wie vorgeburtliche Einflüsse auf den kindlichen Spracherwerb wirken. Ludwig Janus sagt: »Die Gebärmutter ist das erste Klassenzimmer, das jeder besucht.« (Janus 1997) Bereits vor mehr als 30 Jahren gründete der Frauenarzt Renée van de Carr eine Schule für Ungeborene, die im sechsten Schwangerschaftsmonat startet. Zu diesem Zeitpunkt erreicht die Ausbildung des kindlichen Gehirns einen Höhepunkt. Zur intrauterinen Schulung gehörte das Vorspielen von Trommelrhythmen, die der Herzfrequenz ähneln, Musik- und Sprachdarbietungen sowie die »Berührung« des Kindes durch die mütterliche Bauchdecke. Angeblich bewirkte dieses Vorgehen zufriedenere Neugeborene mit geringeren Schreiphasen.

Ähnliche Ansätze liegen beispielsweise auch dem wissenschaftlich umstrittenen »Mozart-Effekt« zugrunde, bei dem durch Vorspielen von Mozarts Melodien im Mutterleib die Denkleistung bei Kindern gefördert werden soll. Neuerdings gibt es sogar eine App, die »Baby Music & Prenatal Training« heißt und die mit klassischer Musik arbeitet.

Derartige intrauterine »Schulungen« werden zum Teil sehr kritisch beurteilt. Ungeborene würden durch solch ehrgeizigen Aktivismus der Eltern aus ihren Schlafphasen gerissen und gerade dadurch am Lernen gehindert, warnen manche Psychiater. Andere kritisieren die mögliche Reizüberflutung.

Zuwendung ist wichtiger als Schulung

Wenn Sie Ihr Kind schon vor der Geburt fördern wollen, dann können Sie trotzdem vieles tun: Wenden Sie sich ihm innerlich zu, erzählen Sie ihm Geschichten, singen Sie ihm vor. Kurzum: Binden Sie es in Ihr tägliches Leben ein und vermitteln Sie ihm, dass es willkommen und gewollt ist (Janus 1997). *Ludwig Janus spricht vom zentralen »Lerninhalt« in der Zeit vor der Geburt, »dass die Kinder in ihrer Existenz willkommen und geliebt sind« (Janus 1997). Das Entscheidende ist schon für den ganz frühen Menschen die Beziehung zu anderen.*

Janus plädiert dafür, dass jedes Kind vor der Geburt einen »emotionalen Raum« für seine Entwicklung braucht. Nicht nur das Erheben biologischer Messdaten sei für die Schwangerenvorsorge wichtig. Vielmehr sei ein ganz essenzieller Teil der Vorsorge die Frage danach, wie es Ihnen mit Ihrem Kind geht, wie Sie seine Bewegungen spüren, ob Sie mit ihm kommunizieren – also die Frage nach der Beziehung. Die Förderung dieser vorgeburtlichen Beziehung wäre ein ganz wichtiger Bestandteil der Schwangerenvorsorge – Schwangerenvorsorge könnte eben auch Beziehungsfürsorge sein.

Leider suchen wir im Mutterpass vergeblich eine Rubrik zu diesen Themen. Auch die maßgeblichen Lehrbücher der Schwangerenvorsorge und Geburtsmedizin enthalten keine Kapitel darüber. Das Ungeborene als »erlebendes Wesen«, wie es Janus nennt, existiert in unseren frauenärztlichen Lehrbüchern und Köpfen leider noch nicht. Das ist eine bedauerliche Ignoranz, ein Tunnelblick, der den Frauenärzten bereits im 19. Jahrhundert die abwertende Bezeichnung »Uterus-Ingenieure« eingebracht hat.

Fazit: Zum Glück sind schwangere Frauen wie Sie von Natur aus empfindsam, intuitiv und emotional. Sie wissen instinktiv sehr gut, was Sie selbst benötigen und was Ihr Kind braucht. Sie wissen, wann es ihm gut geht und wann nicht. Dieses untrügliche Gefühl für die Bedürfnisse Ihres Babys und Ihrer selbst muss Ihnen niemand in Kursen oder Schulungen beibringen. Auf Ihr gutes »Bauchgefühl« können und sollen Sie als Schwangere ruhig bauen. Bleiben Sie selbstbewusst und wenden Sie sich Ihrem Kind in der Schwangerschaft liebevoll zu. Dann geben Sie ihm die beste Mitgift für sein späteres Leben. Dies ist nicht immer leicht, denn die persönlichen, politischen und beruflichen Lebensumstände für Sie als Schwangere und für viele Schwangere weltweit sind nicht immer so rosig, wie wir uns das wünschen würden.

Stress in der Schwangerschaft – hyperaktives Kind?

Der Gehirnforscher Gerald Hüther und die Psychotherapeutin Inge Krens haben sich mit den Auswirkungen mütterlicher Stresserlebnisse auf das Ungeborene auseinandergesetzt (Hüther und Krens 2008). Sie unterscheiden verschiedene Arten von »Stress«. Erheblicher Stress kann unter anderem entstehen durch

- plötzliche Todesfälle,
- starke Trauer,
- Erkrankungen nahe stehender Menschen,
- drückende finanzielle Schulden,
- Partnerkonflikte
- häusliche Gewalt
- oder aber durch
- Naturkatastrophen (z. B. Erdbeben) sowie
- industrielle Störfälle.

Manche Menschen fühlen sich schneller durch eine Situation belastet als andere. So können schon die Erfordernisse des alltäglichen Lebens, der Beruf, Arbeitskollegen, der Haushalt oder schulische Probleme zu subjektivem Stress führen. Kontinuierlich hohe Geräuschpegel in der Wohnung können ebenso als Stress empfunden werden wie dauernder Schmerz und fieberhafte Infektionen. In der Schwangerschaft kommen die spezifische Furcht vor kindlichen Fehlbildungen, die Angst vor der Geburt und die Rollenkonflikte der werdenden Mutter hinzu. Die Liste ließe sich noch lange fortsetzen.

Wenn Sie während der Schwangerschaft Stress oder Angst empfinden, schüttet Ihr Körper Hormone wie Adrenalin und Kortisol aus. Ihre Herzfrequenz steigt, die Pupillen weiten sich, die Blutgefäße werden enger – Ihr ganzer Organismus stellt sich auf eine Notfallsituation ein. Die Stresshormone gelangen über die Nabelschnur und den Mutterkuchen problemlos zu Ihrem ungeborenen Kind. Es wird dadurch in gleicher Weise aufgeregt wie Sie. Seine Herzfrequenz steigt, das aktuelle Bewegungsmuster und seine Schlaf- und Aktivitätsphasen verändern sich.

Wenn Sie während der Schwangerschaft unter länger andauerndem Stress leiden, kann das zu vorzeitiger Wehentätigkeit, zu einer Frühgeburt oder zu einem verminderten kindlichen Geburtsgewicht führen.

Darüber hinaus kann Ihr Dauerstress unter Umständen Auswirkungen auf die psychische Entwicklung Ihres ungeborenen Kindes haben. Mit mütterlichem Stress werden beispielsweise folgende Besonderheiten in Zusammenhang gebracht:

- sogenannte Schreikinder, die Probleme haben, zur Ruhe zu kommen,
- Kinder mit geistiger und körperlicher Entwicklungsverzögerung,
- überaktive Kinder mit hoher Erregbarkeit sowie
- sogenannte Störungen der Selbstregulation mit labiler Stimmungslage.

Ähnliches gilt für Neugeborene, deren Mütter im letzten Drittel der Schwangerschaft unter Depressionen litten. Sie werden von dem gleichen »Cocktail« an Hormonen und Botenstoffen beeinflusst wie die werdende Mutter. Das Ergebnis: Der sich entwickelnde Organismus wird auf ein bestimmtes »depressives« Muster eingestellt (Hüther und Krens 2008).

Selbst genetisch können sich bestimmte Einflüsse während der Schwangerschaft niederschlagen. Eine Konstanzer Forschergruppe um Thomas Elbert und Axel Meyer konnte nachweisen, dass es bei Kindern von Müttern, die in der Schwangerschaft dauerhaft starkem Stress durch häusliche Gewalt ausgesetzt waren, zu einer bestimmten Veränderung der erblichen Anlagen des Kindes kommt. Diese Babys haben in ihrem späteren Leben Probleme mit der Stressverarbeitung und sind anfälliger für psychische Erkrankungen. Thomas Elbert erläutert: »Der Körper der Mutter signalisiert diesen Kindern, dass sie in einer bedrohlichen Umgebung aufwachsen werden. Die Kinder verhalten sich dadurch in ihrem späteren Leben ängstlicher und weniger neugierig.« (Radtke et al. 2011.)

Fazit: Das sich entwickelnde Nervensystem des Kindes passt sich an die Erregungsmuster an, die in der Schwangerschaft vorherrschen. Auf diese Weise wird geprägt, wie schnell sich Erregung im kindlichen Gehirn ausbreiten kann und wie stark die betroffenen Gehirnareale später im Leben aktivierbar sein werden. Es werden mehr oder weniger gefühlsbetonte, mehr oder weniger aufgeregte, aufgeschlossene, sensible oder stressanfällige kindliche Charakterzüge angelegt. Dabei wirken die vorgeburtlichen Prägungen in allen Bereichen des Organismus. Vorgeburtliche emotionale Erfahrungen stellen die grundlegende Beziehungserfahrung im menschlichen Leben dar. Sie als Mutter haben hier viele Möglichkeiten, Ihrem Kind Gutes »in die Wiege zu legen«. Durch Einflüsse im späteren Leben, positive wie negative, sind die vor der Geburt erworbenen Muster später aber immer noch veränderbar.

Kapitel 11

Die Schwangerschaft als Markt für Kurse und Globuli

Über die Verschulung und Verkursung von Schwangerschaft und Stillzeit durch gynokratische Teams

»Die (…)›Natur‹ der heutigen Schwangerschaft (…) lässt sich nicht denken außerhalb einer Gesellschaft, in der Frauen davon überzeugt wurden, dass Mediziner ihnen sagen (…), wie frau das richtig erlebt.« (Duden 2002a)

Fallbeispiel: Gaby K., 29 Jahre
Gaby freut sich auf ihr Baby, mit 19 Schwangerschaftswochen ist bald »Halbzeit«. Sie ist als Friseurin selbstständig und steht Tag für Tag viele Stunden in ihrem Friseursalon. Sie fragt mich, welche Kurse sie besuchen soll. Ihre Freundin, die nicht berufstätig und ebenfalls schwanger ist, besucht einen Geburtsvorbereitungskurs, geht zum Schwangeren-Schwimmen und besucht regelmäßig eine Körper-Selbsterfahrungsgruppe. Gaby ist verunsichert, ihr steht nicht so viel Zeit zur Verfügung. Wie viele Kurse soll und muss sie besuchen, um sich ausreichend auf die Geburt vorbereiten zu können? Ich rate ihr, einen einzigen Vorbereitungskurs zu besuchen. Dieser wird auf Wunsch als Wochenendkurs angeboten und steht so auch den berufstätigen Frauen zur Verfügung. Gaby berichtet mir, dass der Kurs sehr familiär abläuft, sie erhält dort wichtige Informationen und kann ein wenig entspannen. Sie freut sich auf jeden Kurstermin.

Fallbeispiel: Anette S., 23 Jahre

Anette ist Hausfrau. Sie erwartet ihr erstes Kind und befindet sich in der 30. Schwangerschaftswoche. Sie berichtet von der ersten Sitzung ihres Geburtsvorbereitungskurses. Sie kam in eine Gruppe von zehn Frauen, die im Kreis saßen. Die Kursleiterin, eine Hebamme, bat jede Frau, kurz ihre bisherigen Geburtserfahrungen und -erlebnisse zu schildern. Daraufhin erzählten die Frauen eine halbe Stunde lang Geschichten vom Wehenschmerz, von nicht wirkenden oder zu spät gegebenen Schmerzmitteln unter der Geburt, von starken Blutungen, vom Herztonabfall des Kindes unter der Geburt, von 25 Stunden andauernder Wehentätigkeit, vom Notfall-Kaiserschnitt, vom Fruchtblasensprung während des Einkaufs im Supermarkt und zahlreichen weiteren einprägsamen Negativerlebnissen. Diese Flut theatralisch dargestellter Geburtserlebnisse demoralisierte Anette erheblich. Im weiteren Verlauf des Kurses bemühte sich die Hebamme zwar um eine realistischere Vermittlung der Vorgänge während einer Geburt und um die Abmilderung der berichteten Ereignisse. Dennoch nahm Anette eine große Geburtsangst mit nach Hause.

Fallbeispiel: Eva S., 32 Jahre

Eva ist als Ärztin für Allgemeinmedizin tätig. Sie ist mit ihrem zweiten Kind schwanger und 28 Schwangerschaftswochen weit. Sie besucht einen Geburtsvorbereitungskurs für Mehrgebärende. Eva berichtet über eine esoterisch-verklärende Atmosphäre mit Aromaöl und gedämpftem Licht. In ironischem Ton erzählt sie mir, frau übe dort »tiefes Zum-Kind-Atmen«, berichte über ihre Körperwahrnehmungen und führe Gespräche über das geplante Stillen. Obwohl sie »alles zu wissen« glaubt, geht Eva dorthin, weil sie auch einmal unter anderen Frauen sein möchte. Auf diese Weise habe sie etwas Zeit für sich. Sie möchte sich im Kurs gezielt ihrem ungeborenen Baby zuwenden, das »bisher leider unbeachtet nebenhergelaufen« sei. Mit einem schelmischen Lächeln fügt sie hinzu: »Wenn ich den anderen Kursteilnehmerinnen erzählen würde, dass ich einen Kaiserschnitt möchte und voraussichtlich nicht stillen werde, dann schmeißen die mich wahrscheinlich raus.«

Der Geburtsvorbereitungskurs und die Idee dahinter

Laut Angaben eines aktuellen Lehrbuchs des Bundes Deutscher Hebammen ist die Geburtsvorbereitung eine »Strategie der Gesundheitsförderung«. Als Ziele werden dort angegeben, dass Schwangere und ihre Partner im Geburtsvorbereitungskurs lernen sollen, »ihre individuellen Gesundheitsbedürfnisse im Zusammenhang mit Schwangerschaft, Geburt, Wochenbett und Stillzeit zu erkennen und entsprechende Entscheidungen auf der Basis guter Informationen treffen zu können.« (Krahl 2008) Das sind hochgesteckte Ziele.

Moderne Konzepte der Geburtsvorbereitung enthalten Entspannungstechniken und wollen Informationen vermitteln, die den Kreislauf aus Angst – Spannung – Schmerz durchbrechen können. Zudem haben sich die Hebammen unter anderem folgende Ziele auf die Fahnen geschrieben:

- ein verbessertes Gesundheitsbewusstsein,
- Stressmanagement und Reduzierung von Angst,
- Förderung der innerfamiliären Beziehungsfähigkeit,
- Erhöhung von Selbstbestimmtheit, Selbstwertgefühl und Zufriedenheit,
- erfolgreiche Säuglingsernährung,
- Stärkung des Selbstvertrauens, sodass die Geburt voller Zuversicht ablaufen kann, sowie
- erleichtertes Einfinden in die veränderten Lebensumstände nach der Geburt.

Was sich hier wie ein modifiziertes Programm aus einem Handbuch zum Manager-Coaching anhört, ist der Ausdruck einer modernen, für wissenschaftliche Aussagen offenen, interdisziplinär geprägten Hebammenarbeit.

Die Wegbereiter der Geburtsvorbereitung

Als »Vater der natürlichen Geburt« hatte der englische Geburtsmediziner Grantly Dick-Read (1890–1959) in den 1930er-Jahren eine spezielle Geburtsvorbereitungsmethode entwickelt. Er hatte beobachtet, dass viele schwangere Frauen sich in einem Kreislauf aus Angst, daraus entstehender Anspannung und dadurch wiederum verstärktem Schmerzempfinden bewegen. Dies wollte er durchbrechen, indem er spezielle Übungen für Schwangere erarbeitete. Die Schwangeren sollten sich mit Atemübungen vertraut machen und Entspannungsübungen durchführen. Sein Programm lautete »Birth without fear«.

Etwa 20 Jahre später führte der französische Gynäkologe Fernand Lamaze (1891–1957) zusammen mit dem Arzt Pierre Vellay die sogenannte Psychoprophylaxe in die Geburtsvorbereitung ein. Atemübungen, gymnastische Übungen zur Stärkung der Muskulatur der Schwangeren wurden kombiniert mit Übungen zur Muskelentspannung, in die erstmals auch der Partner der Schwangeren mit einbezogen wurde. Noch heute gibt es sogenannte »Lamaze-Kurse«.

Großen Einfluss hatte auch das Werk von Frédérick Leboyer (geboren 1918), der als »Vater der sanften Geburtsmedizin« durch Bücher wie *Geburt ohne Gewalt* und *Sanfte Hände* bekannt wurde. Der Gynäkologe und Schriftsteller forderte, dass Neugeborene liebevoll und möglichst stressfrei geboren werden sollen. Dazu sollen diese nach der Geburt auf den mütterlichen Bauch gelegt werden, gedämpftes Licht soll den warmen Kreißsaal durchfluten. Mutter und Kind sollen Zeit bekommen, sich kennenzulernen. Leboyer führte Bestandteile des Ayurveda und die Babymassage in die westliche Welt ein. Durch ihn gelangten spirituelle Anteile wie Yogaübungen und Singen in die Geburtsvorbereitungskurse.

Der Geburtshelfer Michel Odent (geboren 1930), Schüler von Leboyer, hat die Idee der sanften Geburt verstärkt in die Kreißsäle gebracht. Er stellte als Erster ein Wasserbecken in seinen Kreissaal und begründete damit die Methode der Wassergeburt. Für ihn war die entspannte, freundliche Atmosphäre auf der geburtshilflichen Station das Entscheidende. Alle Menschen in der geburtshilflichen Abteilung – Schwangere, gerade entbundene Mütter und Mitarbeiter – sollten eine zufriedene Gemeinschaft bilden. Bekannt wurde Odent durch Bücher wie *Wir alle sind Kinder des Wassers* und *Die Wurzeln der Liebe*.

Nicht zuletzt ist der Gedanke der heute praktizierten Geburtsvorbereitung mit dem Namen der Sozialanthropologin Sheila H. E. Kitzinger verbunden, die 1929 geboren wurde. Sie veröffentlicht Bücher wie *Frauen als Mütter. Geburt und Mutterschaft in verschiedenen Kulturen* und zahlreiche

Handbücher über Schwangerschaft, Geburt und Wochenbett. Sie setzte sich für eine »natürliche Geburt« ein und führte imaginative Übungen sowie Körperwahrnehmungsübungen in die Geburtsvorbereitung ein.

In den 1970er-Jahren schließlich formierte sich eine Selbsthilfe-Initiative gegen die zunehmende Technisierung der Kreißsäle. 1980 kam es zur Gründung der Gesellschaft für Geburtsvorbereitung (GfG). Sie widmete sich der Schulung der Körperwahrnehmung und der Selbstregulierung schwangerer Frauen.

Wie viele Kurse braucht die Frau?

Heute gibt es ein riesiges Angebot an schwangerschaftsspezifischen Kursen (und mindestens ebenso viele Ratgeber): Das Angebot reicht von Geburtsvorbereitung und Babypflege über »Mama-Fitness«, Aqua-Gymnastik, Schwangerenyoga und Bauchtanz bis hin zu Reiki, Körperselbsterfahrung und Akupunktur. Es gibt Geschwisterkurse, Opa-Kurse und neuerdings auch Crashkurse für werdende Väter, die im Rahmen von Abendkursen vor einem Geburtstrauma bewahrt werden sollen.

In jüngster Zeit werden zudem Forderungen nach einer Stillberatung der Schwangeren im Rahmen der Schwangerenvorsorge laut. Gemäß einer aktuellen Studie fanden 48 Prozent von 651 befragten Frauen eine Stillberatung in der Frauenarztpraxis sehr wichtig, und nur 64 Prozent hatten dort eine derartige Beratung erhalten. Daraus wird ein Beratungsdefizit bezüglich des Stillens abgeleitet (Borrmann 2011).

Ist das Maß an Beratung nicht langsam voll? Kann man dieses Angebot überhaupt noch verkraften und verarbeiten? Müssen wir jungen Frauen tatsächlich in Kursen beibringen, wie sie zu atmen haben, wie sie ihren Körper erleben sollen und wie sie sich auf eine Geburt vorbereiten?

Was »kann« eine Schwangere?

Ob es einen Mutterinstinkt beim Menschen gibt, ist ein viel diskutiertes und ideologisch belastetes Thema. Nehmen wir als Beispiel das Stillen. Viele Menschen glauben heute, dass das Stillen eine Sache des Instinkts, also ein angeborenes Verhalten sei. In Marilyn Yaloms Buch *Eine Geschichte der Brust* können wir jedoch lesen, dass anthropologische und medizinische Studien heutzutage ausreichend Beweise dafür liefern, »dass es bei Frauen keinen ›Säuge-Instinkt‹ gibt; das Stillen muss wie jedes andere soziale Verhalten durch Beobachtung oder Anleitung gelernt werden.« (Yalom 1998)

Dass ein solches Lernen im Umgang mit dem neugeborenen Baby jedoch sehr schnell geht, hat das Forscher-Ehepaar Papousek in den 1990er-Jahren gezeigt. Obwohl das Baby ein zunächst fremdes Wesen ist und die meisten Menschen keine Erfahrungen im Umgang mit Babys haben, lernen Eltern schnell, sich so zu verhalten, dass ihr Baby gut aufwachsen kann. Die zugehörigen Lernprozesse verlaufen unbewusst. Die Papouseks nannten dies »intuitives Elternverhalten« (Papousek und Papousek 1987). Es zeigt sich unter anderem im »automatischen« Prüfen des Wachheitszustandes des Babys durch Berühren der kleinen Händchen. Auch wenn Sie den Blick Ihres Kindes erwidern, indem Sie Ihre Augen erweitern, wenn Sie mit melodischer Stimme sprechen oder Gesten wiederholen, wenn Sie Ihr Kind rhythmisch wiegen und es durch Körperkontakt besänftigen, wenden Sie intuitiv das »Elternrepertoire« an. Übrigens zeigen bereits größere Kinder dieses intuitive Verhalten gegenüber Babys.

Dieses Elternverhalten hat sich im Laufe der Evolution entwickelt. Es passt jeweils genau zu den Fähigkeiten und Lernmöglichkeiten des heranwachsenden Kleinkindes. Die Kinder sind dabei die Lehrmeister und Kommunikationstrainer ihrer Eltern.

Wozu Kurse gut sind

Es sieht demnach so aus, dass Sie Ihr zukünftiges Verhalten als Mutter tatsächlich zu großen Teilen erst lernen müssen, auch wenn es dabei intuitive Elemente gibt. Doch in unserer modernen Gesellschaft sind uns Lebensvorgänge wie Schwangerschaft, Geburt und Wechseljahre, Älterwerden und Tod oftmals fremd geworden, sie ängstigen uns.

Die angebotenen Kurse haben also teilweise durchaus eine Berechtigung. Zudem sind die Menschen heute verunsichert. Sie haben ihre gesundheitlichen Belange an Medizinexperten delegiert und lassen sich von diesen dirigieren. Früher haben die Frauen miteinander geredet, man half sich gegenseitig und gab von Frau zu Frau weiter, was es zu wissen gab. Diese sozialen und familiären Strukturen gibt es heute nur noch selten: Viele Frauen sind alleinerziehend.

Zudem haben viele Frauen nicht die Gelegenheit, sozial Fuß zu fassen, da junge Familien häufig beruflich bedingt umziehen und berufstätige Frauen viel auf Reisen sind.

Die Teilnahme an Kursen ermöglicht die Aufnahme sozialer Kontakte mit Gleichaltrigen und mit Frauen in ähnlichen Lebenssituationen. Das ist für viele Frauen sehr wichtig. Es stellt eine Chance zur Integration in einer mobilen, individualisierten Gesellschaft dar.

Die angebotenen Kurse und Schulen versuchen, menschliche Nähe zu ersetzen und weibliches Wissen zu vermitteln. Sie vermitteln dabei aber indirekt auch die Botschaft, dass Sie als Schwangere unmündig und »körperdumm« sind. Damit tragen die Kurse zu einer zunehmenden Bevormundung und Entmündigung bei. Für welches Thema kann man sich heute eigentlich nicht professionell beraten lassen? Beratung ist ein Dienstleistungsgewerbe mit hohem Wachstumspotenzial. Das Defizit an Wissen und an sozialer Nähe wird institutionell organisiert, staatlich unterstützt und kommerziell vermarktet. Ganze Berufsstände leben davon.

> **Fazit:** Kurse für Schwangere erfüllen vielfältige Funktionen. Sie
> - sind eine Gelegenheit zum Lernen,
> - bieten einen Familienersatz,
> - stellen einen lukrativen Beratungsmarkt für selbst ernannte Experten dar,
> - dienen als Mittel zur Entmündigung der beratenen Frauen.

Was sagen wissenschaftliche Untersuchungen dazu?

Eine fundierte Untersuchung der Cochrane Collaboration ergab, dass die Teilnahme an Geburtsvorbereitungskursen keinen nachweislich positiven Einfluss auf den Geburtsverlauf hatte (Gagnon 2000). Das gilt auch für das Ausmaß schwangerschaftsbezogener Ängste – diese konnten in einer Untersuchung von Geissbühler et al. (2005) durch Geburtsvorbereitungskurse nicht vermindert werden. In einer schwedischen Studie wiesen Fabian und Mitarbeiter (Fabian et al. 2005) nach, dass Frauen, die einen Geburtsvorbereitungskurs besucht hatten, häufiger eine Schmerzlinderung durch Regionalanästhesie in Anspruch nahmen als Frauen, die an keinem derartigen Kurs teilgenommen hatten. Offensichtlich kann durch die Art der Informationsvermittlung in geburtsvorbereitenden Kursen auch Angst ausgelöst werden. So hatte es Anette S. im eingangs geschilderten Beispiel erlebt.

Professionelle Dienstleistung

Das diesem Kapitel vorangestellte Zitat von Barbara Duden bemängelt die »durchprofessionalisierte Körperbetreuung« der heutigen Schwangerschaften. Es fasst damit vortrefflich zusammen, wie die Schwangerschaft in die Zuständigkeit professioneller medizinischer Dienstleistungsberufe abdriftet. Barbara Duden sah hier nur »den Arzt« und »die Mediziner« als die »Buhmänner«. In meinen Augen gehören neben den Ärzten auch die anderen Berufsgruppen dazu, die sich beruflich mit Schwangeren wie Ihnen befassen. Dazu gehören Physiotherapeuten, Psychologen, Osteopathen, Ernährungsberater und Heilpraktiker, vor allem aber Hebammen. Sie alle befördern Frauen in eine medizinische Abhängigkeit. Sie bringen den Schwangeren bei, wie sie ihre Schwangerschaft zu erleben haben. Barbara Duden spricht in diesem Zusammenhang von einer »Medikalisierung auch des Erlebens«. (Duden 2002a)

Fazit: Um die schwangere Frau haben sich heute komplette professionelle Teams geschart. Ivan Illich hat bereits Ende der 1970er-Jahre vorgeschlagen, die Mitte des 20. Jahrhunderts als »Epoche der entmündigenden Expertenherrschaft« zu bezeichnen. Er spricht davon, dass das Leben bereits im Kindergartenalter von Expertenteams aus Logopäden, Allergologen, Kinderpsychologen, Ergotherapeuten und vielen mehr bestimmt werde, und bezeichnet dies als einen »Zusammenschluss zu einem pädokratischen Team« (Illich 1979). Was würde er erst heute, knapp 35 Jahre später, zu unserer Medizin sagen? Wir können heute meiner Ansicht nach analog zu Illich für die Schwangerschaft von der Gefahr einer Entmündigung durch ein »gynokratisches Team« sprechen.

Die »Globulisierung« der Schwangerschaft

Die »Globulisierung des Kreißsaals« lautete neulich der plakative Titel eines Zeitungsartikels. Er befasst sich kritisch mit dem Einsatz von Homöopathie, Aromatherapie, Akupunktur und »alternativen Therapien« in der Schwangerenvorsorge und Geburtshilfe (Herrmann 2011). In Abwandlung dieser Überschrift können wir derzeit von einer »Globulisierung der Schwangerschaft« sprechen. Denn schwangere Frauen werden während der Schwangerschaft ja nicht nur von Frauenärzten betreut, sondern suchen zu einem großen Teil die zusätzliche Begleitung durch Hebammen.

Dieser Berufsstand bemüht sich zwar auf der einen Seite seit Neuestem darum, »evidenzbasierte Hebammenarbeit« zu leisten – so ist es im Lehrbuch des Bundes Deutscher Hebammen nachzulesen. Gleichzeitig gibt es aber auch ein sehr großes, komplett gegensätzlich orientiertes Lager unter den Hebammen: die intuitiv-erfahrungsmedizinischen Gruppierungen. Sie neigen zur Esoterik und belächeln schulmedizinische Methoden und Forschungsergebnisse. Als Gegnerinnen des Impfgedankens bedrängen sie unzählige Frauen mit wissenschaftlich unhaltbaren impffeindlichen Theorien.

Diese Hebammen brauchen keine Wissenschaft zum Erkenntnisgewinn. Sie verstehen sich als »weise Frauen«, die über altes Heilwissen verfügen und dieses an die Frau bringen. Dies äußert sich zum Beispiel in der Gabe homöopathischer Globuli wie Pulsatilla (Küchenschelle) gegen Stimmungsschwankungen, Nux vomica (Brechwurz) gegen Übelkeit und Erbrechen oder Bryophyllum (Brutblätter) gegen vorzeitige Wehentätigkeit. Etwa 70 Prozent der schwangeren Frauen nehmen während der Schwangerschaft homöopathische Mittel ein. Auch die Bach-Blüten-Therapie ist sehr beliebt und ebenso die Moxibustion – eine Therapie, bei der kleine Mengen Beifuß an bestimmten Körperpunkten abgebrannt werden. Das soll zum Beispiel dazu dienen, das Baby im Mutterleib zu wenden, wenn es in Steißlage liegt.

Die Frage nach dem Wirknachweis

Was kommt heraus, wenn man alternativmedizinische Methoden einer wissenschaftlichen Überprüfung unterzieht? Die Wissenschaftlerin Helen

Hall von der Monash Universität in Australien veröffentlichte kürzlich mehrere Untersuchungen, in denen sie die weite Verbreitung komplementär- und alternativmedizinischer Methoden bei Hebammen bestätigte (Hall et al. 2012). Am häufigsten angewendet wurden

- Massagen,
- Kräuterbehandlungen,
- Entspannungstechniken,
- Nahrungsergänzung,
- Aromatherapie,
- Homöopathie und
- Akupunktur.

Das Ergebnis dieser und weiterer Untersuchungen der Wissenschaftlerin: Derzeit gibt es nur sehr spärliche Erkenntnisse über den Nutzen oder den potenziellen Schaden der angewendeten Methoden. Genauer gesagt gibt es bislang überhaupt keine Wirknachweise und auch keine Angaben zur Sicherheit dieser Verfahren, auch wenn sie teilweise als angenehm empfunden werden. Einzelne Mittel wie Rizinusöl und Nachtkerzenöl stuft Hall sogar als gesundheitlich bedenklich ein (Hall et al. 2011).

Die Autorin ruft die Hebammen eindringlich auf, die verwendeten Mittel gut zu dokumentieren und nur Ratschläge zu geben, die wissenschaftlich solide begründet sind.

In Deutschland befassten sich André-Michael Beer und Thomas Ostermann von der Universität Herdecke mit dem Einsatz der klassischen Naturheilkunde und der Komplementärmedizin in deutschen Geburtskliniken (Beer 2003). Sie schrieben 1054 deutsche Geburtskliniken an, erhielten 481 Antworten und ermittelten, dass 95 Prozent der Kliniken Akupunktur anwenden und 83 Prozent homöopathische Behandlungsformen praktizieren.

Häufig werden diese Verfahren eingesetzt, um eine vermeintlich ganzheitliche, natürliche, nebenwirkungsarme Betreuung der Schwangerschaft zu erreichen. Viele Krankenhäuser wollen sich aber mit dem naturheilkundlichen Etikett auch einen Wettbewerbsvorteil gegenüber anderen Kliniken sichern. Als »Anbiederung an den Zeitgeist« könnte man einen solchen unreflektierten Einsatz alternativmedizinischer Vorgehensweisen bezeichnen. Orientierungs- los kann man es nennen, wenn selbst Universitätskliniken, die eigentlich der wissenschaftlich belegbaren Medizin verpflichtet sein sollten, diese alternativ- und komplementärmedizinischen Praktiken unbedacht in ihr Behandlungsrepertoire übernehmen.

Betrachtet man, wie wenig über die Wirkungsweise und auch über die möglichen schädlichen Auswirkungen dieser Heilmittel bekannt ist, sind Zweifel an dieser Vorgehensweise angebracht.

Globuli als Zuwendungsersatz

Ein weiterer Aspekt, den ich selbst aus der Betreuung schwangerer Frauen kenne, scheint mir von Bedeutung. Schwangere Frauen wie Sie haben zahlreiche Körperempfindungen und Symptome, die häufig keinen wirklichen Krankheitswert haben, aber doch belastend sind. Dazu gehören unter anderem Ziehen, Stechen und Druckgefühle im Bauch, hartnäckige Verstopfung, Schwindelgefühle, Ohnmachtsanfälle, Übelkeit, Schlafstörungen, Druck auf die Harnblase, Sodbrennen und Probleme mit Krampfadern.

Für die meisten dieser Schwangerschaftsbeschwerden gibt es keine Heilmittel, sondern nur Ratschläge zur Lebensführung, Verhaltenshinweise, Informationen zur Ernährung oder zum Trinkverhalten. Manchmal ist »nur« ein beruhigendes Gespräch nötig, in dem der Arzt zeigt, dass er die Symptome ernst nimmt, ihre Ursachen erklärt und auf ihre Ungefährlichkeit hinweist.

Warum spüre auch ich als Ärztin dann gelegentlich die Versuchung, Globuli mitzugeben, wenn eine Schwangere einen hohen Leidensdruck hat? Ganz einfach: Diese Kügelchen sind geniale kleine Hoffnungsträger für die Schwangere. Es ist für den Arzt ein gutes, entlastendes Gefühl, etwas Materielles, ein Medium in Kügelchen-Form mitzugeben und Besserung zu versprechen. Man braucht dafür auch weniger Zeit.

Ehrlicher ist es allerdings, in Kenntnis des Placebo-Charakters dieser Mittel, darauf zu verzichten und »einfach« mit der Schwangeren zu sprechen. Das hilft.

Fazit: Es wäre sehr wichtig, alternativ- und komplementärmedizinische Methoden streng wissenschaftlich zu erforschen, ihre Wirkungen nachzuweisen und ihre Risiken zu ermitteln. Insofern sind diejenigen Hebammen, die sich um eine wissenschaftliche Fundierung ihrer beruflichen Aktivitäten bemühen, auf einem sehr richtigen Weg. Es bleibt zu hoffen, dass sich viele weitere Hebammen dem wissenschaftlichen Denkansatz öffnen und es ermöglichen, das sogenannte alte Heilwissen auf seinen Nutzen und Schaden für die Gesundheit der Schwangeren zu überprüfen. Einstweilen helfen bei typischen Schwangerschaftsbeschwerden, die keinen Krankheitswert haben, echtes Zuhören und Information mindestens ebenso gut wie Globuli als Zuwendungsersatz.

Kapitel 12

Wie entbinden? Die Geburt zwischen Erlebnis und Risiko

Die Geburt zwischen unwägbarem Risiko und einzigartigem emotionalen Erlebnis

»Der Vogel kämpft sich aus dem Ei. Das ist die Welt. Wer geboren werden will, muss eine Welt zerstören.« (Hermann Hesse)

Fallbeispiel: Sophie D., 38 Jahre
Sophie hat bereits vor drei Jahren ein Kind zur Welt gebracht, und zwar mit Kaiserschnitt. Nun ist sie wieder schwanger, hat die Hälfte der Schwangerschaft hinter sich und fragt sich, wie sie dieses Mal entbinden soll. Beim ersten Kind wurde der Kaiserschnitt durchgeführt, weil sich die Herztöne des Babys unter der Geburt zunehmend verschlechterten. Alles ging damals sehr schnell. Sie erinnert sich noch an die lange Zeit der Wehen und dann das jähe Ende … Dem Baby ging es sehr gut und auch sie erholte sich rasch von den Folgen der Operation. Dennoch war sie damals enttäuscht, dass sie das Baby nicht spontan bekommen konnte. Deswegen will sie es noch einmal versuchen. Dieses Mal soll es eine Spontangeburt werden.

Fallbeispiel: Nicola K., 24 Jahre
Nicola ist 32 Schwangerschaftswochen weit, dies ist ihre zweite Schwangerschaft. Ihr erstes Kind kam am 9. September 2009 auf die Welt. Nicola hatte damals einen vorzeitigen Fruchtblasensprung. Die Wehen wurden eingeleitet und waren sehr anstrengend. Irgendwann wurde eine Periduralanästhesie in die Wege geleitet, sie konnte sich dadurch noch einmal erholen. In der letzten Phase der Geburt hatte sie nicht mehr genug Kraft, deswegen wurde das Baby mit der Saugglocke geholt. Diese Geburt war für Nicola ein unangenehmes Erlebnis, an das sie sich nicht gerne erinnert. Daher strebt Nicola in dieser

Schwangerschaft einen Kaiserschnitt an. Der voraussichtliche Entbindungstermin ist der 15. November 2011. Sie wünscht sich nun einen geplanten Kaiserschnitt am 11. November 2011. Das Datum passt gut zum Geburtsdatum ihres ersten Kindes.

Selbstbestimmtheit

Häufig sitzen junge Frauen mit Kinderwunsch vor mir, die ihren gesamten Menstruationszyklus im Smartphone abgespeichert haben. Sie lassen sich durch spezielle Apps ausrechnen, wann sie fruchtbar sind und wann der voraussichtliche Entbindungstermin sein wird. Auf Wunsch lassen sich die Entwicklungsstadien des Babys in den ersten Lebenswochen auf dem Display abrufen.

Schwangerschaft ist heute virtuell planbar, simulierbar, programmierbar. Wen wundert es, dass derart gut informierte Frauen bei der Wahl der Entbindungsart, ob Spontangeburt oder Kaiserschnitt, ein aktives Mitspracherecht einfordern?

Unsere Mütter und Großmütter wurden noch nicht gefragt, wie sie entbinden wollen. Was noch vor 50 Jahren überhaupt kein Thema war, die Einbindung der Frau in einen medizinischen Entscheidungsprozess, das ist heute an der Tagesordnung. Autonome junge Frauen wollen informiert werden und dann Entscheidungen treffen. Selbstbestimmtheit ist das Stichwort. So jedenfalls wird dieses Thema gerne dargestellt.

In der öffentlichen Diskussion zum Thema Kaiserschnitt und in den Medien wird immer wieder die Frage gestellt: Steigen die Kaiserschnittraten in Deutschland an, weil die Schwangeren als Ausdruck ihrer Selbstbestimmtheit Kaiserschnitte einfordern? Ich bezweifle dies und frage mich: Wie selbstbestimmt entscheiden denn junge Frauen und deren Partner, wenn es um die Art der Entbindung geht? Wie viele Frauen wünschen sich überhaupt einen Kaiserschnitt? Welche werdende Mutter wünscht sich den Kaiserschnitt als Entbindungsform? Doch bevor wir diesen Fragen nachgehen, zunächst einmal zur Klärung einiger Begriffe.

Primärer oder sekundärer Kaiserschnitt, Wunsch-Kaiserschnitt – was ist das?

Beim Kaiserschnitt wird das Ungeborene durch einen Schnitt aus dem Mutterleib geholt. Dazu wird ein Unterbauch-Querschnitt im Bereich der Schamhaargrenze der Mutter ausgeführt. Man nennt das Pfannenstiel-Schnitt.

Primärer Kaiserschnitt

Als primären Kaiserschnitt bezeichnet man einen bereits im Vorfeld geplanten Kaiserschnitt. Er wird durchgeführt, wenn die Fruchtblase noch nicht gesprungen ist und keine Wehentätigkeit besteht. Der Vorteil des primären Kaiserschnittes liegt in seiner Planbarkeit. Er kann unter besten organisatorischen Bedingungen zu einer festgesetzten Uhrzeit in der Kernarbeitszeit des medizinischen Teams »in aller Ruhe« stattfinden – gegebenenfalls unter sofortiger Bereitschaft der Kinderärzte. In den oben genannten Beispielen hat sich Nicola für einen geplanten Kaiserschnitt entschieden.

Sekundärer Kaiserschnitt

Vom sekundären Kaiserschnitt spricht man, wenn bereits Geburtswehen eingesetzt haben oder die Fruchtblase gesprungen ist, also wenn die Geburt bereits begonnen hat. Dies war in den obigen Beispielen bei Sophies erster Geburt der Fall. Ein sekundärer Kaiserschnitt findet häufig beim Auftreten mütterlicher oder kindlicher Komplikationen statt. Im schlimmsten Falle handelt es sich um einen sogenannten Notkaiserschnitt, der bei drohender Lebensgefahr für Mutter oder Kind manchmal in aller Eile erfolgen muss.
Ist das Leben von Mutter oder Kind akut bedroht, so wird der Kaiserschnitt aus zwingenden geburtsmedizinischen Gründen durchgeführt. Man spricht dann von einer »absoluten Indikation« für den Kaiserschnitt. Beispiele hierfür sind unter anderem Querlage des Babys, drohendes Reißen der Gebärmutterwand, vorzeitige Ablösung des Mutterkuchens, Vorliegen des Mutterkuchens vor dem Muttermund, schwere kindliche Infektion und schwere mütterliche Erkrankungen. Insgesamt genommen machen diese Indikationen weniger als 10 Prozent aller Kaiserschnitte aus.

Etwa 90 Prozent aller Kaiserschnitte werden im Gegensatz dazu wegen einer sogenannten relativen Indikation durchgeführt, bei der die geburtshilflichen Risiken für Mutter und Kind gegeneinander abgewogen werden müssen. Dazu gehören unter anderem die kindliche Steißlage, ein geschätztes kindliches Geburtsgewicht über 4500 Gramm, Zwillings- und Drillingsgeburten, der Zustand nach einem Kaiserschnitt, pathologische kindliche Herztöne und mütterliche Erschöpfung. Auch wenn Sie unter starker Geburtsangst leiden und deswegen einen Kaiserschnitt wünschen, ordnet man dies den relativen Indikationen für einen Kaiserschnitt zu.

Wunsch-Kaiserschnitt

Von einem Wunsch-Kaiserschnitt, der auch als »Kaiserschnitt kraft Vereinbarung« oder »Gefälligkeitskaiserschnitt« bezeichnet wird, spricht man, wenn überhaupt keine medizinische Indikation ersichtlich ist. Wenn Sie beispielsweise die Geburt Ihres Kindes aus beruflichen Gründen oder wegen eines günstigen Horoskops terminlich bestimmen möchten, dann handelt es sich um einen Wunsch-Kaiserschnitt. Alle anderen Situationen, in denen eine Schwangere aus Sorge um ihr Baby, aus Befürchtung von Geburtsschmerz oder aus Furcht vor eigenen organischen Spätschäden wie Blasenschwäche und Blasensenkung einen Kaiserschnitt wünscht, sind keine Wunsch-Kaiserschnitte, sondern Kaiserschnitte mit relativer Indikation.

Warum steigen die Kaiserschnittraten?

Im Jahr 1991 lag die Kaiserschnittrate in Deutschland noch bei 15,3 Prozent, im Jahr 2001 betrug sie 22,6 Prozent, 2009 dann schon 31 Prozent (Statistisches Bundesamt). Die Kaiserschnittraten steigen seit Jahren kontinuierlich an. In der öffentlichen Diskussion zu diesem Thema wird das häufig pauschal mit der Zunahme der Wunsch-Kaiserschnitte in Verbindung gebracht. *Laut Ergebnissen verschiedener Studien sind die geplanten, primären Kaiserschnitte jedoch im gleichen Maße angestiegen wie die sekundären Kaiserschnitte (Lutz und Kolip 2006). Dies weist darauf hin, dass die steigende Kaiserschnittrate nicht nur auf erwünschte Kaiserschnitte zurückzuführen ist, sondern auch auf die ungeplanten Kaiserschnitte, die während der Geburt notwendig werden. Demnach sind also auch rein medizinische Gründe für die Zunahme der Kaiserschnitte maßgeblich.* Vor allem »schlechte kindliche Herztöne« sowie ein verzögerter Geburtsverlauf und ein Geburtsstillstand sind für die Zunahme der sekundären Kaiserschnitte verantwortlich, so die sogenannte GEK-Kaiserschnittstudie (Lutz und Kolip 2006). Ein weiterer Grund ist, dass kindliche und mütterliche Komplikationen unter der Geburt immer besser festgestellt werden können. Die stetige Zunahme auch der sekundären Kaiserschnitte wird zudem auf eine gesunkene Toleranzschwelle der Schwangeren auf der einen Seite und der Geburtshelfer auf der anderen Seite zurückgeführt. Insbesondere die Geburtshelfer stehen unter dem enormen haftungsrechtlichen Druck, einer mütterlichen und kindlichen Schädigung vorbeugen zu müssen. Sogenannte Kunstfehlerprozesse drohen aber immer nur wegen zu spät vorgenommener Kaiserschnitte und nie, weil ein Kaiserschnitt zu früh oder unnötigerweise durchgeführt wurde. *Jeder dritte Geburtshelfer gab in einer Befragung an, aus Angst vor einem Kunstfehlerprozess die Indikation zum Kaiserschnitt schneller zu stellen, als es seiner fachlichen Einschätzung nach erforderlich wäre (Kühnert 2000). Die Schadenssummen in derartigen geburtshilflichen Haftungsfällen betragen bis zu 2 Millionen Euro (Dierks 2001).*

Fazit: Als Arzt ist derjenige auf der sicheren Seite, der früh genug Risikosituationen erkennt und früh- bis rechtzeitig einen Kaiserschnitt durchführt.

Bei Frauen, die sich bereits sehr frühzeitig in der Schwangerschaft für einen geplanten Kaiserschnitt entscheiden, war laut der Studie häufig bereits ein Kaiserschnitt in der Vorgeschichte durchgeführt worden (Lutz und Kolip 2006). Dieser war dann der Grund für die Entscheidung zum erneuten Kaiserschnitt. Da immer mehr Frauen Kaiserschnitte erleben und der Zustand nach Kaiserschnitt wiederum eine Indikation zum Kaiserschnitt ist, bedingt sich dieses Ereignis in zunehmendem Ausmaß selbst. Außerdem gibt es bei den Frauen mit frühem Kaiserschnitt-Wunsch häufiger eigene vorbestehende körperliche oder seelische Grunderkrankungen.

Frauen, die erst im Verlauf der Schwangerschaft einen Kaiserschnitt anstreben, haben häufiger ein Baby, das in Steißlage liegt, oder es liegen mütterliche Erkrankungen vor. Die Angst vor dem Geburtsschmerz und die Planbarkeit des Kaiserschnitts haben dagegen eine eher untergeordnete Bedeutung für die Entscheidung zum Kaiserschnitt.

Eine große Rolle spielt das zunehmende Alter der werdenden Mütter, denn ältere Mütter haben häufiger Kaiserschnitte als jüngere (Peipert et al. 1993, Ritzinger 2006). Auch Kinder, die durch künstliche Befruchtung gezeugt werden (etwa 2 Prozent aller Geburten), kommen häufiger per Kaiserschnitt zur Welt (Dhont et al. 1999). Weiterhin tragen die Ergebnisse der vorgeburtlichen Diagnostik zur erhöhten Kaiserschnittrate bei, denn kindliche Fehlbildungen wie beispielsweise schwerwiegende Herzfehler können sicherer feststellt werden. Gleiches gilt für kindliche Lageanomalien wie die Steißlage, die heute kaum mehr spontan, sondern vorwiegend operativ durch Kaiserschnitt entbunden werden.

Fazit: Die Gründe für steigende Kaiserschnittraten sind äußerst vielfältig. Die Zunahme der Kaiserschnitte kann keineswegs nur auf die steigende Anzahl von Wunsch-Kaiserschnitten zurückgeführt werden.

Wer will den Wunsch-Kaiserschnitt? Die »Kaiserschnitt-Society«

Am 10. November 2011 betitelte die *Frankfurter Allgemeine Zeitung* einen Artikel »Schwangere wünschen Geburt am 11.11.2011«. Darin berichtete sie über eine »verstärkte Nachfrage« nach geplanten Kaiserschnitten an diesem besonderen Datum. Derartige Kaiserschnitte sind Wunsch-Kaiserschnitte im eigentlichen Sinne, also chirurgische Eingriffe ohne jegliche medizinische Indikation. (dapd 2011)

Die Regenbogenpresse berichtete seinerzeit über die »Kaiserschnitt-Society« (Quassowsky et al. 2008), also über prominente Frauen, die durch Kaiserschnitt entbunden haben. Victoria Beckham plante die Kaiserschnittgeburten ihrer Kinder so, dass sie zwischen zwei Fußballspielen ihres Ehemannes geboren werden konnten. Sie wurde von der britischen Presse deswegen kritisch als »too posh to push«, »zu fein zum Pressen«, bezeichnet. Die Frau von Ex-Tennisprofi Boris Becker, Lilly Becker, wählte den Kaiserschnitt, weil sie nicht wusste, ob sie den Geburtsschmerz ertragen könne. Weitere »Kaiserschnitt-Promis« sind Angelina Jolie und Britney Spears. Ob das Vorbild der Prominenz für schwangere Frauen so verlockend ist, sei dahingestellt.

Leider gibt es keine offiziellen Statistiken zu den tatsächlich durchgeführten Wunsch-Kaiserschnitten. Studien kommen zu unterschiedlichen Ergebnissen von 2 bis 7 Prozent (Lutz und Kolip 2006, Hellmers 2005, Hildingsson et al. 2002). Der Wunsch-Kaiserschnitt ist also nicht, wie immer wieder behauptet wird, ein Massenphänomen, sondern ein durch die Medien hochgespieltes Randphänomen.

Die Diskussion um den Wunsch-Kaiserschnitt begann im Jahr 1996, als britische Geburtshelferinnen befragt wurden, ob sie bei einer fiktiven Erstschwangerschaft ohne jede medizinische Notwendigkeit einen Kaiserschnitt wählen würden: 31 Prozent der Befragten hätten aus verschiedenen Gründen einen geplanten Kaiserschnitt gewählt (Al-Mufti 1996). In den USA würden sogar 50 Prozent der Frauenärzte den Kaiserschnitt wählen (Ritzinger 2006). Eine Umfrage in Nordrhein-Westfalen ergab, dass 6,1 Prozent der Frauenärztinnen und 7,7 Prozent der Frauenärzte einen geplanten Kaiserschnitt einer spontanen Geburt vorziehen würden. Die befragten Hebammen hingegen lehnen den geplanten Kaiserschnitt zu 100 Prozent für sich ab, da sie das emotionale Geburtserlebnis nicht vermissen wollten.

Auf Empfehlung des Arztes

Als wichtigsten Grund für die persönliche Entscheidung der Frauen zum geplanten Kaiserschnitt gaben 60 Prozent der Frauen in der GEK-Kaiserschnittstudie an, diese Entscheidung auf Empfehlung des Arztes zu treffen (Lutz und Kolip 2006). An zweiter und dritter Stelle werden die ungünstige Lage des Kindes und die Sorge um das Baby angegeben.

Die ärztliche Empfehlung zum Kaiserschnitt als Hauptgrund der Entscheidung zum Kaiserschnitt – wie war das mit der eingangs gestellten Frage nach der Selbstbestimmtheit der Frauen?

Fazit: Betrachten wir die vorangegangenen Kapitel dieses Buches, so wird offensichtlich: Die Schwangerenbetreuung wird von Risiko- und Sicherheitsdenken dominiert. Der Arzt steht unter juristischen Zwängen, er akzentuiert daher Risiken. Dieses Risikodenken gibt er an Sie als Schwangere weiter, es wird in Ihrem »Sicherheitsbedürfnis« erwidert und gespiegelt. Beratung ist immer auch Beeinflussung. So ist erklärbar, dass viele schwangere Frauen sich angeblich »selbstbestimmt« für einen Kaiserschnitt entscheiden. In Wirklichkeit jedoch wird nur das ärztliche risikozentrierte Denken verinnerlicht und in die Tat umgesetzt.

Für die folgenden Absätze folgen wir ein Stück weit dem Risikodenken und betrachten die Risiken der Spontangeburt und des Kaiserschnittes für Mutter und Kind. Als Grundlage sollen uns die Leitlinien der Deutschen Gesellschaft für Gynäkologie und Geburtshilfe der Arbeitsgruppe Medizinrecht dienen (AWMF-Leitlinie Nr. 015/054).

Ihr Risiko beim Kaiserschnitt

Die Sterblichkeit der Mutter bei einem Kaiserschnitt sank in den letzten Jahrzehnten kontinuierlich und ist heute extrem gering. In den Jahren 2001 bis 2006 betrug sie nur noch 0,02 Prozent. Aktuell kommt ein mütterlicher Sterbefall auf 57 300 Kaiserschnitte. Vergleicht man das Sterblichkeitsrisiko von spontaner vaginaler Geburt und Kaiserschnitt, so beträgt das Verhältnis 1 zu 2,6.

Dieser Risikovergleich fällt für den Kaiserschnitt noch wesentlich vorteilhafter aus, wenn man nur die geplanten Kaiserschnitte betrachtet und alle Notfalleingriffe, alle eiligen oder ungeplanten Eingriffe ausblendet. Dann ist das mütterliche Risiko fast ebenso niedrig wie bei der spontanen Geburt.

Bei geplanten Kaiserschnitten gibt es heutzutage nicht mehr mütterliche Todesfälle als bei spontanen Geburten. Dies ist vor allem den Fortschritten bei den Operations- und Narkosetechniken, der konsequenten Thrombose-Vorbeugung und dem Einsatz von Antibiotika zu verdanken.

Komplikationen und Spätfolgen

Allerdings sind Komplikationen und Spätfolgen des Kaiserschnittes zu beachten, von denen eine unschöne Narbenheilung das geringste Problem darstellt. In der Folge eines Kaiserschnitts kann es zu schwerwiegenden Fehllagen des Mutterkuchens in der folgenden Schwangerschaft kommen. Man spricht dann von der sogenannten Placenta praevia, die sich vor dem Gebärmutterhals einnistet und damit den Geburtskanal überlagert. Starke Blutungen in der Schwangerschaft sowie unter der Geburt sind die Folge, häufig kommt es dann zur notfallmäßigen Kaiserschnitt-Operation. Die auftretenden Blutungen können so stark werden, dass eine Frau daran verblutet.

Außerdem kann es in den Folgeschwangerschaften nach Kaiserschnitt zum Reißen der Kaiserschnittnarbe und zum Einreißen der Gebärmutter, der Uterusruptur, kommen. Dies ist ein geburtshilflicher Notfall, der für Mutter und Kind lebensbedrohlich ist. Das Risiko hierfür ist dreifach erhöht, wenn eine Frau nach Kaiserschnitt auf spontanem, natürlichem Wege entbindet. Weitere Kaiserschnitt-Folgen sind Blutungen in der Phase nach der Geburt durch die mangelnde Fähigkeit der Gebärmutter, sich zusammenzuziehen. Viele Frauen berichten nach dem Kaiserschnitt über deutliche Wundschmerzen im Wochenbett. Zahlreiche Frauen aus der GEK-Kaiserschnittstudie fühlten sich darüber im Vorfeld nicht ausreichend aufgeklärt.

Ihr Risiko bei der natürlichen Geburt

Auch die Müttersterblichkeit bei der Spontangeburt ist in den letzten Jahrzehnten gesunken. Zwischen 2001 und 2008 lag sie bei 0,007 Promille. Aktuell kommt in Deutschland ein Sterbefall einer vor der Geburt gesunden Frau auf 149 700 Geburten.
Eine Spontangeburt ist für die Mutter demnach heute nicht mehr riskant.

Dennoch kann sie erhebliche Spuren hinterlassen. Nach mindestens 20 Prozent aller natürlichen Geburten treten Schädigungen des mütterlichen Beckenbodens auf. Folglich kommt es viermal häufiger als nach Kaiserschnittgeburten zu einer Harninkontinenz. Dies betrifft vor allem Zangen- und Saugglockenentbindungen und bedeutet für die betroffenen Frauen, dass sie in bestimmten Situationen – zum Beispiel beim Husten, Lachen oder Niesen – Probleme haben, Urin zurückzuhalten.

Bei geburtsbedingten Verletzungen des Beckenbodens mit Einrissen des Gewebes zwischen Scheide und After, sogenannten Dammrissen, kommt es in 4 bis 13 Prozent zudem zu einer ungenügenden Kontrolle des analen Schließmuskels. Die Folge ist eine Stuhlinkontinenz. Diese wird als äußerst belastend empfunden und kann erhebliche Einschränkungen im privaten wie beruflichen Bereich mit sich bringen.

Darüber hinaus berichten mehr als 50 Prozent aller Frauen in den ersten 18 Monaten nach einer Spontangeburt über Schmerzen oder Missempfindungen beim Geschlechtsverkehr. »Preserve your love channel – take a cesarean«, »Schütze deine Scheide, wähle einen Kaiserschnitt«, hieß folglich das Motto von Kaiserschnitt-Anhängern in den USA. In der Tat sind derartige Probleme mit dem Beckenboden nach Kaiserschnitten nicht bekannt.

Risiken für Ihr Kind

Ein geplanter primärer Kaiserschnitt ist heute die sicherste Form der Entbindung für das Kind. Unter der Voraussetzung, dass der Kaiserschnitt nicht vor der 39. Schwangerschaftswoche, also nicht früher als eine Woche vor dem errechneten Geburtstermin durchgeführt wird, beträgt das Risiko eines kindlichen Todesfalles dann 1 zu 3000. Dies setzt wiederum voraus, dass der Geburtstermin richtig errechnet wurde.

Wurde der Kaiserschnitt bei Frauen durchgeführt, die bis zu diesem Zeitpunkt keine Wehen hatten, oder wurde der Eingriff zu früh durchgeführt, entwickeln die Neugeborenen allerdings in den ersten Lebenstagen häufiger vorübergehende Probleme mit der Atmung. Deswegen sollte für den geplanten Kaiserschnitt nach Möglichkeit ein Zeitpunkt von 39 Schwangerschaftswochen angestrebt werden.

Das Gesundheitsrisiko für das Neugeborene liegt bei vaginaler, spontaner Geburt insgesamt um ein Mehrfaches höher als bei einer geplanten Kaiserschnittgeburt. Das Risiko für schwere kindliche Schäden beträgt bei einer Spontangeburt 1 zu 500 (Husslein und Langer 2000). Das größte Risiko tragen Kinder mit einem hohen Geburtsgewicht, Kinder mit Wachstumsverzögerung oder Babys, die mit dem Steiß nach unten liegen.

Das Hauptproblem bei der spontanen Geburt ist ein mögliches Sauerstoffdefizit beim Kind. Ursache kann eine mangelnde Versorgung des Babys durch den Mutterkuchen, die sogenannte Plazenta-Insuffizienz, sein. Weitere mögliche Gründe für eine Unterversorgung mit Sauerstoff während der Geburt sind:

- Nabelschnurkomplikationen, also das Abklemmen der Nabelschnur während einer Wehe,
- unkoordinierte Wehentätigkeit,
- sehr lange Geburtsverläufe,
- eine vorzeitige Ablösung des Mutterkuchens.

Wenn das kindliche Gehirn nicht ausreichend mit Sauerstoff versorgt wird, kann das schwerwiegende lebenslange Folgen für seine neurologische und geistige Entwicklung haben.

Zudem stellen bei langen, natürlichen Geburtsverläufen Infektionen ein Risiko dar. Bei spontanen Geburten kann es zu Armlähmungen des Babys durch Plexusverletzungen unter der Geburt kommen. Dabei kommt es durch den ausgeübten Zug bei der Geburt zu einer Verletzung eines Nervengeflechts in der Schulter-Hals-Region. Andere Geburtstraumata treten eher selten auf. *Nach derartigen Schäden ist ein Kind möglicherweise lebenslang schwer beeinträchtigt. Eine Spontangeburt ist also eine brisante Sache – auch in Hinsicht auf die Schadenersatzforderungen im sogenannten Schadenfall.*

Fazit: Der geplante Kaiserschnitt ist für das Kind sicherer als die spontane, natürliche Geburt.

Die rechtliche Seite

Natürliche Lebensvorgänge wie eine spontane Geburt bedürfen laut unserer Rechtsprechung keiner Aufklärung. Dies betrifft auch operative Eingriffe während einer Geburt wie den Dammschnitt, die Saugglocken- oder Zangengeburt. Diese erfolgen in der Regel ohne Einwilligung der Schwangeren, weil sie als Standardeingriffe gelten. Sie als Schwangere willigen in diese Maßnahmen stillschweigend durch Abschluss des Behandlungsvertrages mit dem Arzt ein (AWMF-Leitlinie Nr. 015/054). Ohne besondere Veranlassung muss der Geburtshelfer Sie nicht auf die Möglichkeit eines Kaiserschnittes hinweisen.

Wenn sich aber eine Situation ergibt, die einen Kaiserschnitt begründen würde, ist der Geburtshelfer verpflichtet, Sie in den Abwägungsprozess einzubeziehen. Hier geht es um Ihr Selbstbestimmungsrecht. Droht Ihrem Kind unter der Geburt eine absehbare Gefahr, so muss der entbindende Arzt Sie über die Risiken aufklären und Ihnen erläutern, dass der Kaiserschnitt in der momentanen Situation einen medizinisch sinnvollen Eingriff darstellt. Er muss sich versichern, dass Sie der Entbindung in dieser gewählten Form zustimmen.

Jeder Mensch hat laut Grundgesetz ein Recht auf körperliche Unversehrtheit und körperliche Integrität. Bei jedem operativen Eingriff ist eine Aufklärung des Patienten daher rechtlich vorgeschrieben. Das gilt auch für den Kaiserschnitt. Ihr Selbstbestimmungsrecht ist zu achten – sogar dann, wenn Ihr Arzt Ihre Entscheidung für unvernünftig hält. Die Begründung: Laut Gesetzestext ist kein Patient verpflichtet, »nach Maßstäben Dritter vernünftig zu sein«.

Anders sieht es beim Kaiserschnitt auf Wunsch aus. Bis vor Kurzem vertrat ein großer Teil der Geburtshelfer die Ansicht, dass ein die Durchführung eines Kaiserschnitts ohne medizinische Indikation »unärztliches Handeln« sei. Diese Auffassung hat sich gewandelt. Die ärztlichen Tätigkeiten umfassen heute nicht mehr nur medizinisch angezeigte Heilbehandlungen. Sterilisationen und ästhetisch-plastische Operationen, die sogenannte Schönheitschirurgie, dienen anderen Zwecken und sind rechtlich unbedenklich. Diesen Eingriffen wird der Kaiserschnitt auf Wunsch in rechtlicher Hinsicht gleichgestellt.

Fazit: Wenn ein Wunsch-Kaiserschnitt nach besonders ausführlicher und frühzeitiger Aufklärung sowie mit Einwilligung der Schwangeren erfolgt, ist dieser nicht rechtswidrig und er verstößt auch nicht gegen die guten Sitten. Auf der anderen Seite besteht für keinen Arzt die rechtliche Pflicht, einen Wunsch-Kaiserschnitt durchzuführen, weil dieser Eingriff nach Paragraf 1 der ärztlichen Berufsordnung der deutschen Ärzte nicht zu den dort aufgelisteten ärztlichen Aufgaben gehört.

Einflüsse des Kaiserschnitts auf die Mutter-Kind-Bindung

Immer wieder wird ins Feld geführt, dass operative Entbindungen zu einer Störung der Mutter-Kind-Bindung beiträgen. Manche Studien berichten, dass Mütter nach Kaiserschnitt, Zangen- und Saugglockenentbindung später Kontakt zum Neugeborenen aufnähmen und in den ersten acht Monaten nach der Entbindung eine schlechtere emotionale Bindung zu diesem entwickelten (Di Matteo et al. 1996, Rowe-Murray und Fisher 2001). Andere Studien fanden jedoch keinen Einfluss des Geburtsmodus auf die Mutter-Kind-Bindung (Durik et al. 2000, Hannah et al. 2004). Das hat mehrere Gründe. So tragen die gut steuerbaren Verfahren der Rückenmarksnarkose zur schnellen Ansprechbarkeit der Mutter nach der Geburt bei. Auch hat das Neugeborene möglichst sofort nach der Geburt direkten Hautkontakt zur Mutter oder dem frischgebackenen Vater. Das stimuliert die Bindung zwischen Vater oder Mutter und Kind (Velandia et al. 2010).

Auch in meiner Sprechstunde berichten mir immer wieder junge Mütter nach einem Kaiserschnitt: Der Kaiserschnitt tut der Liebe zwischen Mutter und Kind keinen Abbruch. Übrigens kommt es nach Kaiserschnitten auch nicht häufiger zur mütterlichen Wochenbettdepression, wie fälschlich immer wieder behauptet wird (Sword et al. 2011).

Gibt es eine »Kaiserschnitt-Persönlichkeit«?

In den USA gibt es eine Gruppierung, die nach den psychischen und sozialen Auswirkungen des Kaiserschnitts auf Neugeborene fragt (English 1997). Wissenschaftlich ist dieser Ansatz nicht haltbar, da er von der Methode her eher intuitiv, sehr subjektiv und spekulativ bleibt. Er basiert auf den Erinnerungen und Erfahrungen von Einzelpersonen. Dennoch ist der Gedankengang interessant, weil er sich nicht nur auf die mütterliche Erfahrung bezieht, sondern nach dem Erleben des neugeborenen Kindes fragt. Aus diesem Grunde will ich diesem Gedanken hier Raum geben.

English geht davon aus, dass die »kosmische Einheit« zwischen Mutter und Kind durch den Kaiserschnitt abrupt zerstört wird. Sie spricht vom »Kampf mit dem Arzt«, der die Atmung des Neugeborenen stimuliert. Das Neugeborene baue eine Bindung zu diesem auf, die bald wieder unterbrochen werde. Jane English beschreibt, dass die »Lektion der vaginalen Geburt« im Erfahren eines langsam fortschreitenden Prozesses besteht. Beim Kaiserschnitt hingegen erfahre das Neugeborene etwas Unerwartetes, Plötzliches, das durch fremde Hilfe geschieht. Daraus resultiert laut English eine »Kaiserschnitt-Persönlichkeit« des Neugeborenen, die unter anderem durch Berührungsempfindlichkeit bei zugleich starkem Wunsch nach Körperkontakt, Wut gegen potenzielle Helfer, eine sehr negative Selbstbeurteilung sowie durch den Anspruch auf totale Versorgung durch andere geprägt sei.

Aufgrund dieser Beobachtungen fordert Jane English, dass die Geburt nicht als rein medizinisches Geschehnis, als »Operation« angesehen werden dürfe. Vielmehr müsse sie ein möglichst liebevoll begleiteter »Teil des menschlichen Lebensprozesses« sein. »Beim Kaiserschnitt geht es um die Begrüßung eines neuen Menschen, nicht um eine Operation. (…) Wir müssen fragen, wie wir diese Geburt besser gestalten können.« (Englisch 1997)

Auf diesem Wege sind wir heute in meinen Augen einen Schritt weiter gekommen: Bei vielen Kaiserschnitten läuft beruhigende, harmonische Musik im Hintergrund, man versucht das Neugeborene so sanft wie irgend möglich zu behandeln und ermöglicht den frühen Hautkontakt zur Mutter oder zum Vater.

Die Geburt als Erlebnis – die Geburt als Risiko

Betrachtet man ganz rational die Risiken der spontanen Geburt im Vergleich zum Kaiserschnitt, so stellt sich die Frage, warum überhaupt noch 70 Prozent aller Frauen eine natürliche Geburt wünschen und diese auch geschehen lassen. Wieso riskieren die Frauen so viel für ihr Baby und auch für sich selbst? Warum gehen sie so viele Unwägbarkeiten ein, wenn doch das rein rechnerische Risiko für Mutter und Kind beim Kaiserschnitt niedriger ist? Gibt es noch ein anderes, viel wichtigeres Argument?

Die Antwort geben uns die vielen Internetseiten, die sich um Schwangerschaft und Geburt drehen, die Internetforen, Chatrooms und Communitys, in denen sich alles um das eine Wort dreht: »Erlebnis«. Einige Beispiele[5]:

Unter www.babywelt.de kann man lesen: »Während der Geburt erreicht jede Frau die Grenzen des Möglichen – sei es im Hinblick auf Schmerzen, Leistungen oder *Erlebnis*(-bewältigung).«

In der Geburtshilfebroschüre des Kreiskrankenhauses Osterholz steht: »Die Gründung einer Familie stellt ein einmaliges *Glückserlebnis* für junge Paare dar (…). Wir möchten Ihnen helfen, die Geburt zum *Erlebnis* werden zu lassen (…).«

Unter www.rund-ums-baby.de heißt es: »dieses *einzigartige Erlebnis* (…) ist so komplex und wundervoll, dass es sich mit Worten nur schwer beschreiben lässt. (…) Angst braucht frau vor diesem einzigartigen *Erlebnis* nicht zu haben.«

Unter www.elternwissen.com findet man die Frage: »Die prägendsten Stunden im Leben einer Frau. Wie habt ihr sie *erlebt* – die Geburt eures Kindes? War es *ein tolles Erlebnis* oder eine absolute Horror-Show?«

Hier begegnet uns der Gedanke der Geburt als Beginn des »Erlebnisses Leben«. Eine natürliche Geburt bedeutet Eingebundensein in den Kreislauf des Geborenwerdens und des Leben-Schenkens.

In diesem Zusammenhang erinnere ich mich noch gut an einen Vortrag vor etwa 20 Jahren von Karl Heinrich Wulf, dem früheren Ordinarius für Geburtshilfe und Frauenheilkunde der Universität Würzburg. Er fand, dass sich die damalige Geburtshilfe auf dem Weg zu einer »Abenteuer- und Erlebnisgeburtshilfe« befände. Das trifft ins Schwarze.

---

5 Alle Hervorhebungen: Jael Backe

Das »Erlebnis Geburt« ist heute das zentrale Thema, das dem Risiko gegenübersteht und ihm die Stirn bietet. Beim Thema Geburt prallen die von Ulrich Beck beschriebene Risikogesellschaft und die von dem Soziologen Gerhard Schulze beschriebene Erlebnisgesellschaft aufeinander. Schulze schreibt: »Das Leben schlechthin ist zum Erlebnisprojekt geworden. Zunehmend ist das alltägliche Wählen zwischen Möglichkeiten durch den bloßen Erlebniswert der gewählten Alternative motiviert (…).« Er fügt hinzu, dass der Begriff »Erlebnis« nicht nur in der Freizeitsoziologie Verwendung finde, sondern die moderne Lebensart generell thematisiere. (Schulze 2005)

Lassen Sie sich vom Erleben locken, trotzen Sie dem Risiko

Was sagt uns das? Die Möglichkeit eines einzigartigen Erlebnisses im Leben einer Frau und einer Familie – nämlich die Geburt eines Kindes – kann alles Risikodenken, das Ihnen von ärztlicher Seite so gerne »übergestülpt« wird, mit einem Schlag außer Kraft setzen. Auf einmal ist da viel Mut, Entscheidungskraft und der Wille, einen eigenen Weg zu gehen und diesen auch durchzustehen.

Während sich viele Frauen in der Schwangerschaftsvorsorge risikobetonten Sicherheitsabwägungen unterordnen (denken wir nur einmal an die Bereiche Ernährung, Infektionsrisiken, Schwangerschaftszucker, Altersrisiko und pränatale Diagnostik), geschieht bei der Entscheidung zur spontanen Geburt etwas komplett anderes. Sie trotzen auf einmal den Risiken, weil das *Erleben* lockt.

Fazit: Ich wünsche mir für Sie, dass Sie dieses Verhalten auch auf Ihre Schwangerschaft übertragen können. Seien Sie mutig. Trotzen Sie dem Risiko, bieten Sie ihm die Stirn und verhalten Sie sich dennoch verantwortungsbewusst. Nur mit dieser Einstellung können Sie die Sorge um die Gesundheit Ihres Babys besiegen – die Angst vor Risiken, das Vermeidungsverhalten, das Sie oft noch tiefer in Furcht und Abhängigkeit treibt und das ich in den vorigen Kapiteln beschrieben habe. Dabei spreche ich nicht von Verantwortungslosigkeit, sondern von Mut, nicht von Unbeherrschtheit, sondern von Zuversicht und Hoffnung als Motor Ihrer Entscheidungen.

Kapitel 13

Stillen ist Privatsache

Entbindung im »babyfreundlichen Krankenhaus« – der Stillterror beginnt

»Spiegel: ›Was ist so schlimm am Stillen?‹ – Badinter: ›Überhaupt nichts, aber ich glaube, es gibt kaum eine intimere und persönlichere Entscheidung. (…) Das geht Politiker gar nichts an.‹«
(Interview mit Elisabeth Badinter, 23.08.2010)

Das Motto der alljährlichen Weltstillwoche vom 3. bis 9. Oktober 2011 lautete: »Stillen – sprich darüber!« Das wollen wir in diesem Kapitel tun. Zunächst drei authentische Erfahrungsberichte von jungen Frauen, die vor Kurzem ein Baby bekommen haben.

Fallbeispiel: Andrea M., 28 Jahre

Andrea M. kommt zu mir in die Sprechstunde. Sie ist als Erzieherin tätig und ein sehr geduldiger, ausgeglichener Mensch. Ich habe sie in der Schwangerschaft als Frauenärztin betreut. Es war eine »Bilderbuch-Schwangerschaft« ohne die geringsten Probleme. Sie hat vor etwa acht Wochen spontan einen gesunden Sohn geboren, ihr erstes Kind, ein echtes Wunschkind. Die Entbindung fand in einem Krankenhaus mit der Bezeichnung »babyfreundliches Krankenhaus« statt.

Die Geburt war anstrengend, wie sie sagt, aber lief insgesamt ohne besondere Vorkommnisse ab. Probleme gab es erst auf der Wochenbettstation des Krankenhauses. Dort begann die dauernde Belehrung der frischgebackenen Mutter durch sogenannte Stillberaterinnen. Andrea sollte ihr Baby alle zwei Stunden anlegen – trotz schmerzender Brustwarzen. Das Kind wurde deswegen immer wieder aufgeweckt, man »verbot« ihr, Stillhütchen zu verwenden, auch Stilleinlagen wurden von den Beraterinnen abgelehnt. Ihre Stillhaltung und die Position des Kindes wurden kritisiert, das Kind mache den Mund nicht richtig auf. Nichts konnte sie richtig machen. Sie sei in eine regelrechte »Stillverwirrung« geraten. Erst als die junge Frau mit dem Kind zu Hause war, klappte das Stillen. Sie habe beinahe aufgegeben wegen des »Stillfanatismus« der betreuenden Hebammen und Stillberaterinnen, obwohl sie eigentlich sehr gerne stillen wollte.

Fallbeispiel: Angelika K., 33 Jahre

Vor einigen Tagen stellte sich Angelika K., eine Lehrerin, bei mir zur Untersuchung acht Wochen nach der Geburt ihrer kleinen Tochter vor. Sie hat bereits eine drei Jahre alte Tochter. Die Geburt war sehr anstrengend und dauerte lange. Schließlich wurde ein Kaiserschnitt durchgeführt, weil das Kind sich nicht richtig in das mütterliche Becken einstellte. Mutter und Kind sind jetzt wohlauf.

Die Probleme begannen erst nach der Geburt auf der Wöchnerinnenstation eines Krankenhauses, das die zertifizierte Bezeichnung »babyfreundliches Krankenhaus« verliehen bekam und eine gleichlautende Plakette tragen darf. Die junge Frau hat den Eindruck gewonnen, dass dort ein starres »Stillgesetz« mit dem Inhalt »Jede Wöchnerin kann und muss stillen« herrscht. Sie war durch die Strapazen der Geburt sehr erschöpft und habe das Kind sehr oft anlegen müssen. Irgendwann waren die Brustwarzen wund und schmerzten stark. Sie bat die Stationsschwestern und Hebammen, wenigstens einmal eine Nacht schlafen zu dürfen und dem Baby in dieser Nacht etwas zufüttern zu dürfen. Dies sei auf strikte Ablehnung gestoßen. Sie habe aber schließlich darauf bestanden, weil sie keine Kraft mehr hatte.

Ab diesem Zeitpunkt habe man sie dauernd spüren lassen, dass das, was sie getan habe, schlecht gewesen sei. Am nächsten Morgen sei ihr das Baby mit der Bemerkung gebracht worden, dass das Kind durch das Zufüttern jetzt Magenschmerzen habe, es habe bereits erbrochen. Sie fühlte sich fortan schuldig und unfähig – wie eine schlechte Mutter.

In ihr sei langsam die Entscheidung gereift, nicht mehr zu stillen, da der Druck auf sie zu hoch wurde. Als sie diese Entscheidung auf der Wochenbettstation mitteilte, sei man dort entsetzt gewesen und habe versucht, ihre Entlassung immer wieder von Tag zu Tag zu verschieben. Angelika sah mich an und sagte leise, mit gesenkter Stimme und Tränen in den Augen: »Ganz ehrlich, Frau

Doktor, ich habe in diesem Krankenhaus fast begonnen, mein eigenes Kind abzulehnen …«

Angelika findet, dass so ein Vorgehen nicht mehr »babyfreundlich« und noch weniger »mütterfreundlich« sei. Es erzeuge letztlich eine Ablehnung des Stillens, vielleicht sogar des Säuglings in der jungen Mutter. Inzwischen stillt sie wieder. Zu Hause ging dann alles gut, besser als in einem Krankenhaus, das aktuell unter dem Druck der Re-Zertifizierung als »babyfreundliches Krankenhaus« steht und diesen Druck an die Wöchnerinnen weitergibt.

Angelika sagte mir, dass es viel Kraft und Mut gekostet habe, sich auf dieser Wochenbettstation gegen ein dort herrschendes Dogma durchzusetzen und ihre eigenen Bedürfnisse anzumelden.

Fallbeispiel: Monika T., 40 Jahre

Monika T. ruft mich an, um mir von der Geburt ihres Sohnes vor zwei Wochen zu berichten. Sie war nur vier Stunden im Kreißsaal, alles ging schnell, Monika ist sehr glücklich. Vor fünf Jahren hat sie bereits ein Mädchen zur Welt gebracht. Damals entwickelte sich in der Stillzeit eine schwere Brustentzündung, aus der ein Abszess entstand. Dieser musste operiert werden. Diese unangenehme Erfahrung steckte Monika noch in den Knochen und sie hatte Angst davor, wieder zu stillen.

Sie erzählt mir nun, dass das ganze Personal im »babyfreundlichen Krankenhaus« sich rührend um sie gekümmert habe, sie stille jetzt, nach einer Woche Aufenthalt im Krankenhaus, völlig problemlos. Das habe sie sich alleine nicht mehr zugetraut.

Was ist ein »babyfreundliches Krankenhaus«?

Sogenannte babyfreundliche Krankenhäuser erkennen Sie an einer hellblauen ovalen Plakette, auf der die stilisierte Silhouette einer stillenden Frau abgebildet ist. Diese Plakette dient als ein vermeintliches Qualitätssiegel für Krankenhäuser, die sich nach bestimmten Vorgaben als babyfreundlich zertifizieren lassen.

Auf ihrer Homepage wirbt die Initiative »babyfreundliches Krankenhaus« mit folgendem Slogan: »Es gibt viele gute Krankenhäuser, aber nur einige ausgezeichnete« (www.babyfreundlich.org). In Deutschland gibt es derzeit 68 zertifizierte »babyfreundliche Krankenhäuser« und 52 bereiten sich auf die Zertifizierung vor. Was kann man sich unter einem Krankenhaus mit diesem elitären Anspruch vorstellen? Sind alle anderen geburtshilflichen Abteilungen oder Kinderkliniken ohne entsprechende Plakette etwa »unfreundlich« zu Babys?

Die Idee des ursprünglich »stillfreundlichen« Krankenhauses, das sich seit 2006 »babyfreundliches Krankenhaus« nennt, ging im Jahr 1991 von der Weltgesundheitsorganisation WHO und dem Kinderhilfswerk UNICEF aus. Weltweit sinken seit Ende der 1950er-Jahre die Stillraten. In den sogenannten Entwicklungsländern ist das Zubereiten von Flaschennahrung für Neugeborene mit verunreinigtem Wasser jedoch gefährlich. Es kommt dabei sehr häufig zu lebensbedrohlichen Erkrankungen. Muttermilch könnte zudem die Abwehrkräfte der Säuglinge stärken. Ziele der Initiative sind daher weltweit

- der Schutz der ersten Lebensphase eines Säuglings,
- die Förderung der Eltern-Kind-Bindung sowie
- die gezielte Förderung des Stillens.

Angestrebt wird eine hohe Betreuungsqualität der Klinik. Auf der ganzen Welt gibt es derzeit etwa 20 000 Geburtskliniken, die nach dem entsprechenden Standard arbeiten. Das ist ein sehr beeindruckendes Konzept, das auf einer wunderbaren Idee beruht.

»Babyfreundliche« Pflicht: hundertprozentige Einhaltung aller Vorgaben

Ich wollte genauer wissen, was die Plakette »babyfreundlich« bedeutet, und sah mir den »Anforderungskatalog für babyfreundliche Krankenhäuser« der WHO und UNICEF in der aktuellen Fassung vom 28. Juni 2011 an. Hierin gibt es »wissenschaftlich begründete« Mindestanforderungen für die Betreuung von Mutter und Kind. Diese Anforderungen muss eine Geburtsklinik erfüllen, um als »babyfreundlich« zertifiziert zu werden. Diese Anforderungen sind in den »zehn Schritten zum erfolgreichen Stillen« formuliert.

Die vollständige Einhaltung dieser Kriterien und die hundertprozentige Umsetzung des vorgegebenen Kodex sind die Grundlagen der Begutachtung der Klinik, die sich um die Plakette »babyfreundlich« bewirbt.

Um die begehrte Plakette zu erhalten, gibt es eine Qualitätsprüfung durch ein Gutachterinnen-Team. Wurde die Klinik zertifiziert, erfolgen nach drei Jahren eine Neubewertung und ein Nach-Gutachten, ob alle Vorgaben weiterhin erfüllt sind. Das ist die sogenannte Re-Zertifizierung. Sind nicht alle Ansprüche erfüllt, verliert das Krankenhaus schlimmstenfalls die Plakette »babyfreundliches Krankenhaus«.

Die Stillstatistik

Zentrales Element der Bewerbungsunterlagen eines Krankenhauses ist die sogenannte Stillstatistik der letzten sechs beziehungsweise zwölf Monate mit Daten zur Ernährung der Neugeborenen. Die hier erhobenen Parameter sind sehr aufschlussreich. Deswegen will ich sie in gekürzter Form wiedergeben (vgl. www.babyfreundlich.org).

Für die Monate Januar bis Dezember wird jeweils gezielt abgefragt, wie oft im betreffenden Krankenhaus folgende Ereignisse eintraten:

1. Wie viele Mutter-Kind-Paare wurden gemeinsam entlassen?

2. Wie viele Neugeborene wurden ausschließlich gestillt oder nach den Kriterien des »babyfreundlichen Krankenhauses« konform zugefüttert (das heißt nicht mit der Flasche zugefüttert)?

3. Wie viele ausschließlich gestillte Babys gab es?

4. Bei wie vielen Neugeborenen wurde Muttermilch alternativ zugefüttert?

5. Bei wie vielen Neugeborenen wurde Nahrung mit medizinischer Indikation alternativ zugefüttert?

6. Wie oft wurden Tee, Wasser, Glukose ohne medizinische Indikation zugefüttert?

7. Bei wie vielen Säuglingen wurde Säuglingsnahrung ohne medizinische Indikation zugefüttert?

8. Wie oft wurde mit der Flasche zugefüttert?

9. Wie viele Mütter wurden stillend oder Muttermilch gebend entlassen?

10. Wie viele Frauen haben primär (von vorne herein) abgestillt?

11. Wie oft wurde sekundär (nach vorangegangenem Stillversuch) abgestillt?

Das erklärte Ziel der Stillstatistiken »babyfreundlicher Krankenhäuser« ist laut Homepage www.babyfreundlich.org, »dass mindestens 80 Prozent der Mütter ihre Babys ausschließlich stillen oder BFHI-Kriterien-konform zufüttern.«[6]

Fazit: Diese Stillstatistik ist der Dreh- und Angelpunkt der Zertifizierung. Dabei geht es um reine Zahlen. Die Statistik zeigt, dass es für das »babyfreundliche Krankenhaus« von ganz besonderer Wichtigkeit ist, so viele Frauen wie möglich zum Stillen zu bewegen – sonst ist die Plakette weg.

»Zehn Schritte zum erfolgreichen Stillen«

Im Folgenden lernen Sie die Vorgaben kennen, die es für »babyfreundliche Krankenhäuser« gibt, um in zehn Einzelschritten den bestmöglichen Stillerfolg zu erzielen (einleitende Zitate aus: Zehn *Schritte 2010*).

---

6 BFHI ist die Abkürzung für »Initiative Babyfreundliches Krankenhaus«. Unter BFHI-Kriterien versteht man, dass Kinder, die nicht direkt an der Brust trinken, Mutter- oder Frauenmilch ausdrücklich nicht mit der Flasche erhalten, sondern dass spezielle Zufüttermethoden für gestillte Kinder angewendet werden.

Erster Schritt

»Schriftliche Stillrichtlinien haben, die mit allen Mitarbeitern regelmäßig besprochen werden.«

Das gesamte Fachpersonal des Krankenhauses vom Chefarzt bis zur Krankenschwester soll den gleichen Wissensstand haben und die Kontinuität der Stillberatung gewährleisten. Sie als junge Mutter sollen auf keinen Fall durch widersprüchliche Aussagen verunsichert werden, Ihr Stillerfolg soll dadurch nicht gefährdet werden.

> **Fazit:** Richtlinienmedizin und ärztlicher Dirigismus halten Einzug auf den Entbindungsstationen – und das in ausgefeilter Form.

Zweiter Schritt

»Alle Mitarbeiterinnen so schulen, dass sie über die notwendigen Kenntnisse und Fähigkeiten für die Umsetzung der Stillrichtlinien verfügen.«

Alle im Team – ob Pflegekraft oder Arzt – müssen die Bedeutung des Stillens kennen und die Richtlinien zur Stillförderung kennen und beherzigen. Hierfür gibt es einen Schulungsplan mit Praxisübungen und Supervision, also eine Beratung und Beaufsichtigung zur Erhöhung der Effektivität. Die Mitarbeiterinnen müssen bestätigen können, dass solche Schulungen erfolgen, und auf Nachfrage wichtige Fragen zum Stillen und zur Stillberatung beantworten können.

> **Fazit:** Das hört sich an wie »Still-Drill« für das gesamte Team. Es gibt keine Freiheit, keine Auswahlmöglichkeit – die Verhaltensregeln sind beinahe militärisch durchorganisiert.

Dritter Schritt

»Alle schwangeren Frauen über die Bedeutung und die Praxis des Stillens informieren.«

Wenn Sie sich ambulant oder stationär in einer zertifizierten Geburtsklinik vorstellen, müssen Sie den Richtlinien gemäß über die Bedeutung des Stillens beraten werden. Dabei sind sogar die Inhalte des zu führenden Gesprächs festgelegt. Nach dem Gespräch müssen Sie mindestens zwei Gründe für das Stillen nennen können. Dazu gehören unter anderem die Stärkung der Mutter-Kind-Bindung, die hohe Güte der Muttermilch als Nahrungsmittel für das Baby, der Schutz vor Infektionen, der gesundheitliche Vorteil für Sie als Mutter und die große Bedeutung des ausschließlichen Stillens im ersten halben Lebensjahr des Babys.

Fazit: Dieses Vorgehen empfinde ich – bei allem Respekt für das hohe Ideal der Initiative – wie eine verschulte Gedächtniswäsche.

Vierter Schritt

»*Den Müttern ermöglichen, unmittelbar ab Geburt ununterbrochen Hautkontakt mit ihrem Baby zu haben, mindestens eine Stunde lang oder bis das Baby das erste Mal gestillt wurde.*«

Früher wurden die Kinder sofort nach der Geburt zum Waschen und zur ersten ärztlichen Untersuchung gebracht. Die Mütter hatten früher oft wenig ungestörte Zeit mit ihrem neugeborenen Baby. Das soll sich mit dieser Vorgabe ändern. Bereits in dieser Phase sollen Sie Hilfestellung beim Anlegen Ihres Babys erhalten. Die Verlegung auf die Wöchnerinnenstation soll gemeinsam mit Ihrem Kind erfolgen.

Fazit: Dies ist ein positiver und sehr wichtiger Punkt, der die frühe Bindung zwischen Mutter und Kind respektiert und unterstützen hilft. Man hat dazugelernt: Ärztliche, organisatorische und pflegerische Maßnahmen werden zurückgestellt, um die natürlichen Bindungsvorgänge zu unterstützen und zu ermöglichen.

Fünfter Schritt

»*Den Müttern korrektes Anlegen zeigen und ihnen erklären, wie sie ihre Milchproduktion aufrechterhalten können, auch im Falle einer Trennung von ihrem Kind.*«

Die Technik des richtigen Anlegens beugt den meisten Problemen beim Stillen vor. In den Vorgaben heißt es aber: Allen Müttern »muss« das korrekte Anlegen ihrer Kinder gezeigt werden, den Müttern »muss« das manuelle Entleeren der Brust gezeigt werden, das Pflegepersonal »muss« jeder Mutter in den ersten sechs Stunden nach der Geburt Unterstützung anbieten, jedes Mitglied des Stillteams »muss« alle entsprechenden Vorgänge beschreiben können.

> **Fazit:** Es fragt sich, was geschieht, wenn Sie zum Stillen zu schwach sind oder sich nicht gut fühlen? Oder wenn Sie bereits drei Kinder gestillt haben und sich perfekt damit auskennen? »Müssen« Sie dann auch in vorgeschriebener Weise unterwiesen werden, damit das Krankenhaus Punkte sammeln kann?

Sechster Schritt

»Neugeborenen weder Flüssigkeiten noch sonstige Nahrung zusätzlich zur Muttermilch geben, außer bei medizinischer Indikation.«

Das Zufüttern von Tee, Wasser oder anderen Flüssigkeiten ist nur in besonderen Ausnahmefällen und unter ganz bestimmten Kriterien statthaft. Erlaubt ist es unter anderem bei Babys, die operiert werden müssen, bei Früh- und Mangelgeborenen, Babys mit Neigung zu niedrigen Blutzuckerwerten und Babys, deren Mütter ernsthaft erkrankt sind. Auch wenn Sie bestimmte für Ihr Baby schädliche Medikamente einnehmen müssen, dürfen Sie zufüttern. Dabei »müssen« immer besondere Zufüttermethoden für gestillte Kinder zur Anwendung kommen. Dem Personal müssen Kenntnisse über diese Zusammenhänge vorliegen.

> **Fazit:** Wer legt hier fest, ob Sie als Mutter gesundheitlich in der Lage sind zu stillen? Dürfen Sie selbst Wünsche äußern oder wird für Sie alles laut Kodex bestimmt? Kommen Sie überhaupt einmal zu Wort in diesem System?

Siebter Schritt

»24-Stunden-Rooming-in praktizieren – Mutter und Kind bleiben Tag und Nacht zusammen.«

Sie und Ihr Kind sollen nach der Geburt ohne Unterbrechung beieinandersein und nicht voneinander getrennt werden. Dies soll die Aufnahme einer persönlichen Bindung zwischen Ihnen beiden fördern und das Stillen nach Bedarf ermöglichen. Ihr Kind soll dauernd im Säuglingsbettchen oder in Ihrem Bett liegen. Wenn Sie und Ihr Kind in Ausnahmefällen getrennt werden, dann muss dies schriftlich dokumentiert werden. Sie werden vom Personal darüber aufgeklärt, wie Sie sich mit Ihrem Baby ausruhen und mit ihm schlafen können.

Fazit: Früher, noch vor 15 bis 20 Jahren, kamen die Neugeborenen in sterilen Kinderbettchen in Säuglingszimmern unter und wurden der Mutter nur gelegentlich gebracht oder gezeigt. Das war sicher nicht günstig für den Aufbau einer Bindung zwischen Mutter und Kind. Doch ist es gut, ins Gegenteil zu verfallen? Warum ist es nicht möglich, einer von den Strapazen der Geburt erschöpften Mutter anzubieten, sie stundenweise zu entlasten und das Baby in dieser Zeit dem Personal anzuvertrauen? Eine gesunde Beziehung ist durch das richtige Maß aus Nähe und Distanz bestimmt. Nähe zu erfahren, ist für das Neugeborene unschätzbar wichtig. Aber auch die Distanz braucht ihren Platz. Wenn einer jungen Mutter keinerlei Rückzugsmöglichkeiten gegeben werden, dann wird sie sich ausgeliefert fühlen und schlimmstenfalls negative Gefühle gegen ihr Baby aufbauen.

Achter Schritt

»Zum Stillen nach Bedarf ermuntern.«

Am ersten Lebenstag soll ein Baby sechs bis acht Stillmahlzeiten erhalten, in den folgenden Tagen steige der Bedarf auf acht bis mindestens zwölf Mahlzeiten an. Auf diese Weise passe sich die von der mütterlichen Brust produzierte Milchmenge im Laufe der Zeit an die Bedürfnisse des Säuglings an, schmerzhafte Schwellungen der Brustwarzen und -drüsen sollen vermieden werden. Bei diesem Stillen nach Bedarf, das laut Stillkodex den Müttern nahegelegt werden soll, gibt es keine festen Stillrhythmen. Häufigkeit und Dauer der Stillmahlzeiten werden vom Baby vorgegeben. Sie als Mutter sollen sogenannte Stillzeichen erlernen, mit denen Ihr Baby zeigt, dass es trinken möchte. Sie »müssen« zwei solche Stillzeichen benennen können. Sie sollen ihr Kind wecken, wenn es zu lange schläft; Sie sollen bestätigen können, dass Ihnen dieses Vorgehen empfohlen wurde. Wenn Ihre Brust beginnt zu spannen, sollen Sie Ihr Baby ebenfalls aufwecken und stillen, auch dies sollen Sie auf Nachfrage bestätigen können. Sie sollen vermittelt bekommen, dass Häufigkeit und Dauer der Stillmahlzeiten nicht begrenzt sind.

Fazit: Die Anzahl der Beratungsinhalte, die allein in diesem Zusammenhang vermittelt werden sollen, sprengt jedes Maß. Eine Wöchnerin ist maximal vier bis fünf Tage auf der Wochenstation – in dieser Zeit hagelt es Belehrungen, Schulungen und Überprüfungen. Das ist Stillbevormundung in Reinkultur. Durch den Stilldrill werden junge Mütter vergrault, ihren Kindern die Brust zu geben.

Neunter Schritt

»Gestillten Säuglingen keine künstlichen Sauger geben.«

Künstliche Sauger – dazu gehören Schnuller, Fläschchen sowie Still- oder Brusthütchen & Co. – führen laut Richtlinien zur ungünstigen Beeinflussung des Saugverhaltens. Schnuller und Beruhigungssauger gibt es in »babyfreundlichen Krankenhäusern« nicht. Den Müttern werden stattdessen Beruhigungsmethoden für das Baby beigebracht. Falls Sie einen Schnuller für Ihr Baby wünschen, müssen Sie diesen selbst mitbringen. In diesem Fall sollen Sie aufgeklärt werden, dass die Verwendung von Schnullern Risiken in der Neugeborenenzeit mit sich bringt; diese Beratung ist schriftlich zu dokumentieren. Werden Brusthütchen gebraucht, soll auf eine strenge Indikationsstellung geachtet werden; auch dies soll schriftlich dokumentiert werden.

> **Fazit:** Aufklärung, Risiken, Gefahren, Richtlinien, schriftliche Dokumentationen von »Verstößen« – all das erinnert mich an eine Vollzugsanstalt. Es ist Still-Vollzug.

Zehnter Schritt

»Die Mütter auf Stillgruppen hinweisen und die Entstehung von Stillgruppen fördern.«

Das Krankenhaus »muss« Sie bei Ihrer Entlassung auf die Existenz ehrenamtlicher Stillgruppen hinweisen, Ihnen schriftliches Informationsmaterial mitgeben und eine telefonische Stillberatung sowie Stillambulanzen anbieten, denn es wird davon ausgegangen, dass die Teilnahme an Stillgruppen günstige Auswirkungen auf eine längere Stilldauer hat. Außerdem werden Sie vor der Entlassung auf das Angebot von Nachsorgeuntersuchungen durch Hebammen hingewiesen. Sie sollen die Stillempfehlung der WHO kennen, sechs Monate ausschließlich zu stillen und danach unter Beikost mindestens bis zum Alter von zwei Jahren weiterzustillen.

> **Fazit:** Das Stillen wird hier zum Dogma, zu einer Ideologie, die mit größtem Sendungsbewusstsein propagiert wird – selbst nach der Entlassung aus der Klinik.

Babyfreundlich ist nicht immer gleich mütterfreundlich

Erinnern wir uns noch einmal an Andrea M. Sie fühlte sich gestört von den andauernden Belehrungen durch das Personal im »babyfreundlichen Krankenhaus«. Man kritisierte sie fortwährend, korrigierte Stillhaltung und -häufigkeit, man ließ ihr keine Ruhe. Sie begann das Stillen grundsätzlich abzulehnen. Erst als sie ungestört zu Hause war, konnte sie eine echte Bindung zu ihrem Kind eingehen – und es stillen.

189

Noch gravierender waren die Erlebnisse bei Angelika K. Sie war nach dem Kaiserschnitt erschöpft und fühlte sich matt. Aufgrund ihrer beiden Wünsche, das Kind einmalig mit Tee zuzufüttern und es eine Nacht von ihr zu trennen, kam es zur Konfrontation mit dem Klinikpersonal. Sie hatte nach dem Kodex der Stillrichtlinien gleich zwei »Sünden« begangen. Deswegen erhöhte man den Stilldruck auf sie. Angelika aber wollte nur ein paar Stunden Ruhe, um schlafen zu können, und weniger Einmischungen von Stillberaterinnen in ihr persönliches und intimes Leben. Dem Krankenhaus hingegen ging es um die Re-Zertifizierung.

Ganz offensichtlich ist ein »babyfreundliches Krankenhaus« nicht bereit, mütterfreundlich zu sein. Starre Vorgaben verhindern ein menschliches Abweichen von den Richtlinien.

Angelika und Andrea fühlten sich wie schlechte Mütter und hatten das Gefühl, versagt zu haben, als sie das Krankenhaus verließen. Sie haben heute beide den Eindruck, dass das »babyfreundliche Krankenhaus« beinahe genau das verhindert hätte, was es eigentlich erreichen wollte: das Stillen. Bei beiden hat das Stillen zu Hause – im stress- und beratungsfreien Umfeld – dann doch noch ganz wunderbar geklappt.

Doch auch die Erlebnisse von Monika T., die sich durch die Bemühungen des »babyfreundlichen Krankenhauses« in positiver Weise beim Stillen unterstützt fühlte, dürfen nicht unberücksichtigt bleiben. Es gibt durchaus Frauen, die von einer intensiven Stillförderung profitieren können.

Warum Stillen so wichtig ist

Um Missverständnissen vorzubeugen: Ich kritisiere hier keineswegs das Stillen an sich. Stillen ist eine rundherum gute, sinnvolle und unzweifelhaft wichtige Angelegenheit. Es beeinflusst grundlegende Stoffwechselprozesse von Kindern ebenso wie seelische Prozesse und ist damit genauso wichtig wie die vorgeburtliche Prägung.

Das Neugeborene kann beim Stillen körperliche Nähe spüren. Durch die mütterliche Zuwendung erfährt es schon früh Verlässlichkeit und fühlt sich verstanden. Dies ist die Basis für eine vertrauensvolle Bindung zur Mutter und später für positive Beziehungen zu anderen Menschen. Gemeinsame

Mahlzeiten verschaffen dem Baby das Gefühl dazuzugehören. Muttermilch ist »emotionale Nahrung«.

Muttermilch ist aber auch optimal für den Körper Ihres Babys: Sie hat von Natur aus eine ideale Zusammensetzung, enthält alle wichtigen Nährstoffe und Mineralien, ist stets verfügbar und hat »automatisch« die richtige Temperatur. Zudem ändert sich die Zusammensetzung Ihrer Milch und passt sich dem Bedarf Ihres Kindes in Qualität und Menge an.

Laut Angaben der Deutschen Gesellschaft für Ernährung senkt Stillen die Gefahr, dass ein Kind im Erwachsenenalter übergewichtig wird. Jeder Monat, den ein Kind gestillt wird, vermindert sein Risiko für ein späteres Übergewicht um 4 Prozent. Nach sieben Monaten verringert sich das Risiko dann nicht noch weiter, sondern bleibt auf gleichem Niveau stehen (DGE 2009).

Gestillte Kinder erkranken seltener an Entzündungen des Darmes oder der Atemwege. Die Entwicklung der Kiefer, der Gesichts- und Sprachmuskulatur sowie der Zahnstellung wird durch das Stillen gefördert. Mütterliche Abwehrstoffe gehen in die Milch über und schützen das Baby vor ansteckenden Erkrankungen.

Die gesundheitlichen und praktischen Vorteile des Stillens sind unumstritten. Eine aktuelle Analyse aus den USA zeigt: Wenn 90 Prozent der Familien in den USA alle Neugeborenen sechs Monate lang ausschließlich stillen würden, könnte das dortige Gesundheitssystem 13 Milliarden Dollar pro Jahr sparen (Bartick 2010).[7] Weltweit würden 1,3 Millionen Kinder jährlich weniger sterben, wenn sie gestillt würden (Jones et al. 2003).

Und schließlich noch ein Vorteil des Stillens für den ganz normalen Familienalltag: Stillen ermöglicht das nächtliche Füttern ohne umständliches Zubereiten von Flaschennahrung. Zudem ist Flaschennahrung viel teurer: Wenn Sie Ihr Kind stillen, können Sie in den ersten sechs Monaten rund 750 Euro sparen.

---

7 In diese Berechnung wurden alle kindlichen Fälle von Darmentzündungen, Mittelohrentzündungen, Atemwegsinfektionen, Neurodermitis, Asthma, Typ-I-Diabetes, Übergewicht sowie plötzlichem Kindstod einbezogen, die durch das Stillen hätten vermieden werden können.

Stillen, »bis der Schulbus kommt«?

Die WHO empfiehlt generell, Neugeborene mindestens in den ersten sechs Lebensmonaten ausschließlich zu stillen. Anschließend soll bis zu einem Alter von mindestens zwei Jahren noch begleitend gestillt werden. In Deutschland wird empfohlen, mindestens bis zum fünften Monat ausschließlich zu stillen (Koletzko et al. 2010).

Dieses Ziel wird hierzulande nicht erreicht, wie verschiedene Studien ergeben haben. Es wird deutlich früher als empfohlen zugefüttert oder abgestillt (Kersting 2002, Kohlhuber 2008, Weissenborn 2009). Nur 22 Prozent aller Kinder werden sechs Monate lang voll gestillt (Bergmann 2007). Vor allem sozial benachteiligte und rauchende Mütter geben seltener die Brust (Lange 2007).

> **Fazit:** Es ist wichtig, junge Mütter schon in der Klinik zum Stillen zu motivieren. Dies allein scheint aber nicht auszureichen, um Frauen zum nachhaltigen Stillen zu bewegen.

Wie lange stillen? Kritische Stimmen und die Reaktionen darauf

Auch wenn das Stillen grundsätzlich positiv zu bewerten ist, gibt es durchaus kritische Stimmen, die hinterfragen, ob die WHO-Empfehlung, sechs Monate ausschließlich zu stillen, für die westlichen Industrieländer ebenso sinnvoll ist wie für Entwicklungsländer. Eine Untersuchung, die in der renommierten wissenschaftlichen Zeitschrift *British Medical Journal* erschien, plädiert beispielsweise für eine Beikost bereits mit vier bis sechs Monaten. Laut dieser Studie gilt: Länger als sechs Monate ausschließlich gestillte Kinder

- weisen ein höheres Risiko für die Entwicklung einer Eisenmangelanämie auf,
- leiden häufiger unter Nahrungsmittelallergien,
- haben häufiger Zöliakie (eine chronische Entzündung der Dünndarm-Schleimhaut),
- verpassen eine Phase der Geschmacksentwicklung, in der neue Geschmacksrichtungen erlernt und geprägt werden können, welche für einen späteren gesunden Ernährungsstil wichtig sind (Fewtrell 2010).

Auch in den Medien kommt es gelegentlich zu kritischen Darstellungen. Eine Kritik am Langzeitstillen im WDR führte zu einer Protestnote der Mitgliedsorganisationen des »Runden Tisches zur Stillförderung in Deutschland«. Unterschrieben wurde dieses Protestschreiben von nicht weniger als zwölf Vereinen und Institutionen. Ich möchte sie hier einzeln nennen, um das Ausmaß der institutionalisierten Stillförderung in Deutschland aufzuzeigen:

- Arbeitsgemeinschaft Freier Stillgruppen (AFS)
- Deutscher Hebammenverband e. V.
- Aktionsgruppe Babynahrung
- Ausbildungszentrum für Laktation und Stillen
- Fachgebiet Gesundheits- und Krankheitslehre, Psychosomatik der Universität Osnabrück
- Europäische LaktationsberaterInnen Allianz (ELACTA)
- La Leche Liga Deutschland e. V. (LLL)
- Bund freiberuflicher Hebammen Deutschlands e. V. (BfHD)
- Europäisches Institut für Stillen und Laktation
- Fortbildungszentrum Bensberg
- Gesellschaft für Geburtsvorbereitung, Familienbildung und Frauengesundheit e. V. (GfG)
- Berufsverband Deutscher Laktationsberaterinnen e. V. (IBCLC)[8]

In Deutschland gibt es seit 1994 außerdem eine »Nationale Stillkommission«, die seit 2002 dem Bundesinstitut für Risikobewertung zugeordnet wurde. Sie koordiniert Maßnahmen zur Stillförderung und hilft bei der praktischen Umsetzung von Richtlinien und Empfehlungen bezüglich des Stillens.

> **Fazit:** Das Stillen ist in Deutschland eine institutionalisierte Angelegenheit geworden. Die »Privatsache Stillen« wird vom Staat geschützt.

---

8 IBCLC ist die Abkürzung für »International Board Certified Lactation Consultants«. Das sind examinierte Still- und Laktationsberaterinnen, die nach einem medizinischen Grundberuf eine Zusatzqualifikation durchlaufen haben.

Das Untergraben des Stillgedankens durch Hersteller von Babynahrung

Wechseln wir den Blickwinkel und fragen, ob das Stillen wirklich so viel Schutz benötigt. Bereits in den 1970er-Jahren beobachtete das Kinderärzte-Ehepaar Dick und Pat Jelliffe, dass in den Ländern der sogenannten Dritten Welt die Verwendung von künstlicher Babynahrung zu einer hohen Kindersterblichkeit führte. Unsachgemäße Werbung führte dazu, dass viele Frauen abstillten, stattdessen künstliche Babynahrung kauften und diese mit Wasser einer sehr schlechten Qualität zubereiteten und zudem zu stark verdünnten. Diese Ergebnisse führten schließlich im Jahr 1974 zum sogenannten Baby-Killer-Skandal der die ganze Welt aufrüttelte und in einen internationalen Boykottaufruf gegenüber der Firma Nestlé mündete (vgl. Chetley 1979).

WHO-Kodex

Eine Folge des Skandals war es, dass die Weltgesundheitsorganisation im Jahr 1981 den »Kodex für die Vermarktung von Muttermilchersatzprodukten«, den sogenannten WHO-Kodex, veröffentlichte. Er bezieht sich auf künstliche Milchprodukte für Säuglinge, auf andere Produkte, aus denen künstliche Babynahrung hergestellt wird, sowie auf Babyfläschchen und -sauger. Jegliche Werbung für diese Produkte in der Öffentlichkeit oder in Einrichtungen des Gesundheitswesens sowie das Verteilen von Gratisproben an Mütter ist laut Kodex verboten. Die Idealisierung von künstlicher Babynahrung durch bildhafte Darstellungen und irreführende Bezeichnungen ist nicht gestattet.

Ziele des Kodex sind der Schutz und die Förderung des Stillens sowie die Eindämmung irreführender Werbung und anderer unlauterer Marketingmaßnahmen.

Weltweit haben die meisten Staaten Maßnahmen zur Umsetzung des WHO-Kodex ergriffen. Auch Mitgliedsstaaten der Europäischen Union unterstützen dessen Vorgaben. In Deutschland sind entsprechende Regelungen in der Diätverordnung niedergelegt.

Offenkundige Verstöße

Leider gibt es trotz dieser weitreichenden Regelungen immer wieder offenkundige Verstöße gegen den Kodex – auch in Deutschland. Ganz aktuell wirbt die Babynahrungsindustrie in Anzeigen und Werbespots für Babyflaschennahrung und verwendet dabei Slogans wie »Nach dem Vorbild der Muttermilch« oder »Nah am Wunder der Natur«. Der Hersteller gibt an, durch Zugabe eines Mehrfachzuckers und von Milchsäurebakterien komme das Produkt der Muttermilch einen großen Schritt näher. Daneben werden stillende Mütter abgebildet.

Auf diese Weise wird industriell gefertigte Babynahrung so dargestellt, als sei sie der Muttermilch ebenbürtig. Das ist eine gezielte Täuschung. Lassen Sie sich als Verbraucherin und Mutter davon nicht irritieren.

Der Protest zahlreicher Fachverbände gegen diese Werbemaßnahmen hat bislang leider zu keiner Reaktion auf der Seite der Industrie geführt. Hier sind die Überwachungsbehörden gefragt. Aber auch die Ärzte sollten an der Einhaltung ethischer Vermarktungsregeln interessiert sein und sich gemeinsam gegen kommerzielle Interessen in der Medizin starkmachen.

> **Fazit:** Stillen braucht Schutz, vor allem in den ärmsten Ländern der Welt, aber leider auch in den Industrieländern: Schutz gegen die weltweiten Interessen der Hersteller von Säuglingsnahrung, die Muttermilch durch künstliche Babynahrung ersetzen wollen.

Entmündigende Vorsorge – Wie Sie durch medizinische Kontrolle beeinflusst werden sollen

Vermutlich fühlen Sie sich bei diesem Thema daran erinnert, was ich in Kapitel 2 über die unkritische Vermarktung von Nahrungsergänzungsmitteln in Frauenarztpraxen beschrieben hatte. Nahrungsergänzungsmittel für Schwangere mit Multi-Vitamin-Anteil haben keinen ersichtlichen Vorteil. Nicht einmal eine schädliche Wirkung ist auszuschließen. Doch die Marktinteressen der Hersteller in diesem Bereich sind immens. Brauchen wir also auch einen »Kodex gegen die Vermarktung von Nahrungsergänzungsmitteln«?

Gesundheit ist zum Konsumgut geworden. Können und müssen wir die Endverbraucher vor den Marktinteressen der Gesundheitsindustrie schützen? Wie viel politischen Schutz braucht die Gesundheit, ohne die Freiheit des Einzelnen einzuengen?

Der Philosoph Hans Jonas weist in seiner Schrift *Das Prinzip Verantwortung* auf die Gefahren der »Verhaltenskontrolle« durch medizinische Einmischung hin. Am Beispiel des Einsatzes von Psychopharmaka beschreibt er einerseits die Befreiung des kranken Menschen von quälenden Symptomen und andererseits den manipulativen Charakter solcher Maßnahmen (Jonas 2003). Genau diese soziale Manipulation ist in zunehmendem Maße auch ein Problem in der Schwangerenvorsorge.

Fazit: Themen wie Übergewicht, Schwangerschaftsdiabetes, die sogenannte Förderung des Stillens – hier kommen Kontrollmethoden zum Einsatz, die empfindlich in den persönlichsten Bereich jeder einzelnen Frau eingreifen. Jonas beschreibt dies allgemeiner: »Zahlreiche Fragen der Menschenrechte und der menschlichen Würde erheben sich hier; das schwierige Problem von entmündigender gegenüber freigebender Fürsorge drängt auf konkrete Antworten.« (Jonas 2003).

Dieser Satz ist ein zentraler Satz für unsere Vorsorgemedizin: Sie darf nicht zur entmündigenden Fürsorge werden!

Stillen polarisiert

Die französische Feministin Elisabeth Badinter wehrt sich gegen die Moralisierung des Stillgedankens und gegen die Einmischung der Politik in derart persönliche Entscheidungen einer Frau: »Das geht Politiker gar nichts an« (Interview mit Elisabeth Badinter, 23.08.2010). Ihr berühmtes Buch *Der Konflikt. Die Frau und die Mutter* befasst sich kritisch mit der heutigen Frauenrolle. Mit ihren Gedanken streut sie mutig Pfeffer in die Diskussion um das Stillen. Sie traut sich, einer Stillverklärung und einer Heroisierung der

Mutterschaft entgegenzutreten, die, wie sie meint, vor allem auch bei jungen deutschen Frauen heute weitverbreitet ist.

Badinter beschreibt die typischen Mutterideale in verschiedenen Ländern. Der französischen »Rabenmutter« stellt sie die aufopfernde deutsche Mutter, die italienische »Mamma« und die dienende japanische »Kenbo« gegenüber. Insbesondere auf den jungen Frauen in Deutschland laste der Druck, sich dem ideologisch vorherrschenden Modell der »guten Mutter« anzupassen, ihre eigenen Interessen komplett denen des Kindes unterzuordnen und rund um die Uhr für das Kind verfügbar zu sein. Wenn die jungen Mütter dies nicht täten, würden ihnen Schuldgefühle suggeriert: Ihr »mangelndes mütterliches Verhalten« gefährde angeblich die körperliche und seelische Gesundheit des Kindes. Badinter spricht von einer in Deutschland vorherrschenden »maternalistischen Ideologie«, die es bereits im 18. Jahrhundert in Frankreich gegeben habe.

Im Zentrum dieses aufopfernden Mutterbildes steht laut Badinter das Stillen: Noch in den 1970er-Jahren gab man das Fläschchen, heute aber gehört das Stillen zum guten Ton. Nur wer stillt, ist in Deutschland eine gute Mutter. Die Philosophin kritisiert die Militanz der Stillgruppen und den moralisierenden Ton, der dort herrscht. Alle nicht stillenden Frauen würden automatisch herabgewürdigt.

> **Fazit:** Stillen scheint heute ein wesentlicher Bestandteil unseres Mutterbildes zu sein, in das Sie gepresst werden. Lassen Sie sich nicht von Still-Klischees und Still-Normen erdrücken: Auch wenn Sie nicht stillen oder nicht stillen können, sind Sie deswegen keine schlechtere Mutter.

Nicht-Stillen als »stummer Widerstand«

Wie kommt es, dass statistisch gesehen die Mehrzahl der Frauen stillt, solange sie im Krankenhaus ist, dann aber innerhalb der ersten Lebensmonate des Babys abstillt? Welche Frau kann heute unter dem wachsenden Druck der herrschenden Still-Ideologie schon noch zugeben, dass sie vielleicht gar nicht stillen will? Als Gründe dafür, nicht mehr die Brust zu geben, werden dann meist Erschöpfung, eine zu geringe Milchmenge oder wunde und schmerzhafte Brustwarzen genannt. Die Ambivalenzen der Mutterschaft werden laut Badinter heute »unter den Teppich gekehrt«.

Jede Frau darf eine solche Abneigung in sich wahrnehmen, auch wenn diese dem soeben beschriebenen »Mutterideal« widerspricht. Tatsache ist: Durch das Stillen ist eine Frau angekettet, ihrer Freiheit beraubt. Sie muss ständig als Milchquelle bereitstehen, immerzu etwas produzieren und aktiv abgeben. Manche Frauen fühlen sich »wie eine Milchkuh«, bezeichnen sich als »Essen auf Rädern« als »riesigen Schnuller« oder als »milchspendendes Ökosystem« (Badinter 2010), kurzum: als passive, benutzte Objekte ohne eigene Bedürfnisse.

Das rosarote Bild der glücklichen, stillenden Mutter, wie es beispielsweise in dem Buch *Vom Glück des Stillens* von Eva Herman (2003) gezeichnet wird, ist nicht ehrlich und nicht realistisch. – Dieses Buch ist übrigens bezeichnenderweise mit einer Plakette versehen: »Empfohlen von der Initiative babyfreundliches Krankenhaus«.

Die Verklärung der nährenden Mutter lässt die andere Seite des mütterlichen Empfindens, die wir gerne auch als Schattenseite bezeichnen können, in der Zeit nach der Geburt komplett unberücksichtigt. Es ist zutiefst menschlich, immer auch Zweifel und Zerrissenheit zu spüren, gleichzeitig zu hassen und zu lieben. Unser Wesen ist nun einmal ambivalent und voller Konflikte. Es gibt gleichzeitig bestehende Gefühle, Vorstellungen, Wünsche und Absichten, die nicht miteinander vereinbar sind. Dazu ein kurzes Beispiel aus meiner frauenärztlichen Praxis.

Fallbeispiel: Petra G., 35 Jahre

Petra ist Kinderkrankenschwester und hat vor etwa zwei Monaten einen gesunden Jungen, Daniel, zur Welt gebracht. Sie hat vier Jahre auf diese Schwangerschaft gewartet, bis es unter Hormonbehandlung endlich »geklappt hat«. Daniel ist ein echtes Wunschkind. Die Schwangerschaft verlief unkompliziert. Es sollte eine Hausgeburt werden, die von einer befreundeten Hebamme geleitet wurde, doch diese musste abgebrochen werden, weil die Wehen aufhörten. Die Geburt wurde im Krankenhaus fortgesetzt.

Leider musste dann wegen schlechter kindlicher Herztöne doch noch ein Kaiserschnitt durchgeführt werden. In der Phase danach erholten sich Mutter und Kind jedoch rasch.

Petra kam wegen Unterbauchschmerzen und wegen Problemen beim Stillen knapp zwei Monate später zu mir in die Praxis. Bei der Untersuchung konnte ich keine Auffälligkeiten feststellen, körperlich war alles in Ordnung. Im Gespräch zögerte sie und begann unvermittelt zu weinen. Sie glaube, dass mit ihr etwas nicht stimme. Sie sei eine schlechte Mutter. Auf meine Nachfrage, wie sie denn darauf komme, sagte sie, dass sie ihr Baby, das sie sich doch so sehnlich gewünscht hatte, nicht lieben könne. Irgendetwas fehle ihr. Das erwartete große Glück habe sich bis jetzt nicht oder immer nur in kurzen Momenten eingestellt. Sie habe den Eindruck, dass das Kind sie aussauge, alle Kraft von ihr nehme. Sie fühle sich ihm ausgeliefert und nicht gewachsen.

Anpassung an eine neue Rolle

Derartige Berichte habe ich immer wieder gehört. Sie werden zögernd von den Frauen vorgebracht. Viele junge Mütter schämen sich und befürchten, psychisch »nicht normal« zu sein. Viele Ärzte sind von derartigen Berichten erschreckt und überfordert. Schnell gerät eine Frau dann in den Verdacht, an einer Wochenbettdepression oder einer anderen psychischen Störung zu leiden. Häufig ist dies aber nicht der Fall.

Negative Empfindungen sind meistens vollkommen »normale« Regungen junger Mütter – ein Ausdruck der Anpassung an eine neue weibliche Rolle, eine Auseinandersetzung mit einer neuen weiblichen Identität.

Das ist die Kehrseite des ganzen Stillkitsches, der heute auf uns Frauen losgelassen wird: Es wird ein Bild der jungen, permanent glücklichen stillenden Mutter entworfen – eine immerzu lächelnde, mit sich und der Natur in Einklang lebende Frau. Dieses Bild ist so wenig realistisch wie Werbefilme, die das Familienleben verklären, um Frühstücksmargarine anzupreisen.

Muttersein bedeutet nun einmal nicht nur Liebe, Freude, Brustgeben, innige Beziehung und tiefe innere Befriedigung. Auch die Schattenseite der Empfindungen gehört zum Gesamtpaket der Mutterschaft: Ablehnung, Überforderung, Allein-sein-Wollen, Abgrenzung, Unzufriedenheit, ja sogar

Reue, dass man überhaupt Mutter geworden ist, und Hass gehören dazu. All das sind »erlaubte«, ehrliche und natürliche Gefühlsregungen einer Mutter. Deswegen kann es durchaus ungünstig für die Beziehung zwischen Ihnen und Ihrem Baby sein, wenn Sie beide sofort für 24 Stunden im Rooming-in »zusammengesperrt« werden – mit verordnetem Dauer-Hautkontakt. Vor allem wenn Sie aus ihrer Lebensgeschichte heraus besondere Probleme mit allzu großer Nähe haben, kann es in dieser Situation zu einer krisenhaften Zuspitzung kommen und Gefühle von Verzweiflung und Hoffnungslosigkeit können auftreten.

Der Psychiater und Psychoanalytiker Hans-Joachim Maaz schreibt: »Aber zuzugeben, dass Kinder auch nerven (…), das getraut sich kaum noch eine Mutter.« Er fügt hinzu: »Aber (…) Ärger und Genervtheit (…) sind ebenso normal wie Trauer und Schmerz über kindliche Unglücke (…)« (Maaz 2009).

Erkennen, akzeptieren und integrieren Sie diesen kinderfeindlichen Anteil, der neben dem liebenden Anteil in jeder Frau vorhanden ist. Erst wenn Sie diese Gefühle nicht wahrhaben wollen und verleugnen, können daraus Probleme entstehen.

Stillen ist etwas Persönliches und Privates

Ich halte es für sehr wichtig und ich wünsche mir, dass das Stillen zukünftig kein vorwiegend politisches Anliegen mehr ist. Wir sollten wegkommen von der Propagierung und Glorifizierung des Stillens durch die verschiedensten Institutionen – das geschieht ohnehin nicht immer aus uneigennützigen Gründen. Stillen sollte ein privates Geschehen sein, das als solches allgemein respektiert wird.

Stillen ist etwas Persönliches, etwas Intimes. Es geht keinen etwas an außer Mutter, Vater und Kind. Diese Privatsphäre braucht einen unbedingten Schutz vor Einmischung von außen, mag sie auch noch so gut gemeint sein. Stillen ist Ernähren, ist Geben und Nehmen, es ist ein mehrschichtiges Geschehen zwischen Liebe und Ablehnung. Stillen befindet sich zwischen Nähe und Distanz, beides muss möglich sein. Stillen sollte nichts Ideologisches an sich haben. Und es muss auch erlaubt sein, nicht zu stillen, ohne dass eine Mutter sich als Rabenmutter fühlen muss.

Fazit: Was ist eine gute Mutter? Mit Elisabeth Badinters Worten gesprochen ist das eine Frau, der es gelingt, »eine gewisse Distanz zu ihrem Kind zu halten, nicht zu nah, nicht zu weit weg zu sein, ihm zu geben, was es braucht, nicht zu abwesend und nicht ständig anwesend zu sein. Irgendetwas genau dazwischen ...« (Interview mit Elisabeth Badinter, 23.08.2010).

Tipps zum Weiterlesen

Badinter E. Der Konflikt. Die Frau und die Mutter. C. H. Beck, München 2010

Bradshaw J. Das Kind in uns. Wie finde ich zu mir selbst. Knaur, München 2000

Duden B. Der vermessene Foetus. Mit Ultraschall in den Frauenleib. Neue Züricher Zeitung, NZZ Folio Nr. 3, 1998 (www.nzzfolio.ch)

Hüther G. Krens I. Das Geheimnis der ersten neun Monate. Unsere frühesten Prägungen. Beltz, Weinheim 2008

Iburg A. Mama-Food. Die beste Ernährung in der Schwangerschaft und Stillzeit. Trias 2009

Janus L. Der Seelenraum des Ungeborenen. Pränatale Psychologie und Therapie. 3. Aufl. Walter, Düsseldorf 2011

Maaz H.-J., Der Lilith-Komplex. Die dunklen Seiten der Mütterlichkeit. dtv, München 2009

Murkoff H. Mazel S. Schwangerschaft und Geburt. Alles, was Sie wissen müssen. mvg, München 2012

Ritzinger P., Weissenbacher E. Später Kinderwunsch. Chancen und Risiken. Zuckschwerdt, Germering 2006

Spork P. Der zweite Code. Epigenetik oder: Wie wir unser Erbgut steuern können. 2. Aufl. Rowohlt, Hamburg 2011

Yalom M. Eine Geschichte der Brust. Marion von Schröder, Düsseldorf 1998

Zitierte Quellen

Alberti B. Die Seele fühlt von Anfang an. Kösel, München 2005

Al-Mufti R. Obstetricians' personal choice and mode of delivery. Lancet 1996; 347: 544

AMWF (Arbeitsgemeinschaft der Wissenschaftlichen Medizinischen Fachgesellschaften). www.amwf.org
- AWMF-Leitlinien-Register Nr. 015/043: Empfehlungen zu den ärztlichen Beratungs- und Aufklärungspflichten während der Schwangerenbetreuung und bei der Geburtshilfe
- AWMF-Leitlinien-Register Nr. 015/050: Diagnostik und Therapie beim wiederholten Spontanabort
- AWMF-Leitlinien-Register Nr. 015/054: Absolute und relative Indikationen zur Sectio caesarea
- AWMF-Leitlinien-Register Nr. 043/044: Harnwegsinfektionen. Epidemiologie, Diagnostik, Therapie und Management unkomplizierter bakterieller ambulant erworbener Harnwegsinfektionen bei erwachsenen Patienten
- AWMF-Leitlinien-Register Nr. 057/008: Gestationsdiabetes, Diagnostik, Therapie und Nachsorge

Badinter E. Der Konflikt. Die Frau und die Mutter. C. H. Beck, München 2010

Badinter E. Frauen sind keine Schimpansen. Die französische Philosophin Elisabeth Badinter über Mutterliebe und Mutterwahn, Rückschritte der feministischen Bewegung und das Streben nach dem perfekten Kind. Im Interview mit Sandberg B. Der Spiegel 2010; 34. 23.08.2010. http://www.spiegel.de/spiegel/0,1518,713292,00.html

Bartens W. Vorsicht Vorsorge! Wenn Prävention nutzlos od)er gefährlich wird. Suhrkamp, Frankfurt a. M. 2008

Bartick M. The burden of suboptimal breastfeeding in the United States: a pediatric cost analysis. Pediatrics 2010; 1265 (5): e1048–e1056

Beck U. Politik in der Risikogesellschaft. Suhrkamp, Frankfurt am M. 1991

Beer A. M. On the use of classical naturopathy and complementary medicine procedures in hospitals and clinics practicing gynecology and obstetrics in Germany. Results of a questionnaire survey. Genecol Obstet Invest 2003; 55 (2): 73–81

Bergmann K. E. Perinatale Einflussfaktoren auf die spätere Gesundheit. Ergebnisse des Kinder- und Jugendgesundheitssurveys (KiGGS). Bundesgesundheitsbl – Gesundheitsforsch – Gesundheitsschutz 2007; 50: 670–676

Bergner A. Unerwarteter Verlust und neue Hoffnung: Fehlgeburten, ihre Verarbeitung und die Folgen für eine neue Schwangerschaft. Dissertation Psychologie, Humboldt-Universität, Berlin 2006

BfR (Bundesinstitut für Risikobewertung). www.bfr.bund.de
- BfR-Stellungnahme Nr. 045/2005. 13.09.2005
- BfR-Bewertung Nr. 020/2008. 09.05.2008
- BfR-Stellungnahme Nr. 020/2010. 05.05.2010
- BfR-Verbrauchertipps: Schutz vor Toxoplasmose. 2011a
- BfR-Stellungnahme Nr. 017/2011. 09.05.2011 (2011b)

Bjelakovic G. et al. Mortality in randomized trials of antioxidant supplements for primary and secondary prevention: systematic review and meta-analysis. JAMA 2007; 297 (8): 842–857 und 2008; 299 (7): 765–766

Blair M. M. Prenatal anxiety and early childhood temperament. Stress 2011; 14 (6): 644–651

BMELV (Bundesministerium für Ernährung, Landwirtschaft und Verbraucherschutz). Nährwertkennzeichnung von Lebensmitteln aus der Sicht der Bevölkerung. Infratest dimap, Berlin 2008

Borrmann B. Stillberatung als wichtiger Teil der Schwangerenvorsorge. Frauenarzt 2011; 52: 846–848

Bradshaw J. Das Kind in uns. Knaur, München 2000

Breymann C. Die Anämie in der Geburtshilfe. ÄP Gynäkologie 2011; 2: 16–21

BZgA (Bundeszentrale für gesundheitliche Aufklärung). Schwangerschaftserleben und Pränataldiagnostik. Repräsentative Befragung Schwangerer zum Thema Pränataldiagnostik. Bundeszentrale für gesundheitliche Aufklärung, Köln 2006

Campbell S. Ultrasound scanning in pregnancy: the short-term psychological effects of early realtime scans. J. Psychosomat Obstet Gynaecol 1982; 1: 57–61

Carolan M. Discovery of soft markers on fetal ultrasound: maternal implications. Midwifery 2009; 25 (6): 654–664

Chamberlain D. B. Neue Forschungsergebnisse aus der Beobachtung vorgeburtlichen Verhaltens. In: Janus L., Haibach S. (Hrsg.) Seelisches Erleben vor und während der Geburt. LinguaMed, Neu-Isenburg 1997

Chetley A. The baby killer scandal: A War on Want investigation into the promotion and sale of powdered baby milks in the third world. London, War on want 1979

Chigbu C. Implications of incorrect determination of fetal sex by ultrasound. Int J. Gynaecol Obstet 2008; 100 (3): 287–290

Clifford K. et al. Future pregnancy outcome in unexplained recurrent first trimester miscarriage. Hum Reprod 1997; 12: 387–389

Crowther C. A. et al. Australian Carbohydrate Intolerance Study in Pregnant Women (ACHOIS) Trial Group. Effect of treatment of gestational diabetes mellitus on pregnancy outcomes. N. Engl J. Med 2005; 352 (24): 2477–2486

Danish Council of Ethics. Screening: A Report. 2001.

dapd. Schwangere wünschen Geburt am 1. 1. 2011. Frankfurter Allgemeine Zeitung (FAZ). 10.11.2011. http://www.faz.net/aktuell/gesellschaft/familie/schnapszahlen-schwangere-wuenschen-geburt-am-11-11-11-11524086.html

Deutsch H. Psychologie der Frau. Klotz, Eschborn 1995

DGE (Deutsche Gesellschaft für Ernährung). www.dge.de

- DGE-aktuell 17/2003: Deutschland ist kein »Vitaminmangel-Land«
- DGE-aktuell 06/2006: Gemüse und Obst sind nicht nährstoffverarmt!
- DGE-aktuell 01/2009: Prävention beginnt bereits im Mutterleib
- DGEinfo 01/2000: Kochsalz- und Flüssigkeitskonsum in der Schwangerschaft
- DGEinfo 02/2010: Gemüse- und Obstprodukte als Nahrungsergänzungsmittel

Dhont M. et al. Perinatal outcome of pregnancies after assisted reproduction: a case-control study. Am J. Obstet Gynecol 1999; 181: 688–695

Dierks C. Elektive Section – Rechtliche Aspekte zwischen Wunsch und Wirklichkeit. Gynäkol Geburtsh 2001; 2: 52–55

Di Matteo M. R. et al. Cesarean Childbirth and psychological outcomes: a metaanalysis. Health Psychol 1996; 5 (4): 303–314

Duden B. Der Frauenleib als öffentlicher Ort. Vom Missbrauch des Begriffs Leben. Mabuse, Frankfurt a. M. 1991

Duden B. Der vermessene Foetus. Mit Ultraschall in den Frauenleib. NZZ Folio 03/98. http://www.nzzfolio.ch/www/d80bd71b-b264-4db4-afd0-277884b93470/showarticle/387c8068-ebcb-4d7f-9c51-dbfcb38cc042.aspx

Duden B. Die Gene im Kopf – der Fötus im Bauch. Offizin, Hannover 2002a

Duden B. Vom Schwangergehen in ›guter Hoffnung‹ zur Schwangerschaft als Risikomanagement. Wiener Vorlesungen, Wien 2002b

Duley L., Henderson-Smart D. Reduced salt intake compared to normal dietary salt, or high intake, in pregnancy. Cochrane Database Syst Rev 2000; 2: CD001687

Durik A. M. et al. Sequelae of caesarean and vaginal deliveries: psychosocial outcomes for mothers and infants. Dev Psychol 2000; 36 (2): 251–260

Dykes K. The importance of ultrasound to first time mothers' thoughts about their unborn child. J. Reprod Infant Psychol 2001; 19: 95–110

English J. Physische und psychosoziale Aspekte der Kaiserschnittgeburt. In: Janus L., Haibach S. (Hrsg.) Seelisches Erleben vor und während der Geburt. LinguaMed, Neu-Isenburg 1997

Fabian H. M. et al. Childbirth and parenthood education classes in Sweden. Women's opinion and possible outcomes. Acta Obstet Gynecol Scand 2005; 84 (5): 436–443

Falth-Magnusson K., Kjellmann N. I. Allergy prevention by maternal elimination diet during late pregnancy – a 5-year follow-up of a randomized study. J. Allergy Clin Immunol 1992; 89: 709–713

Fewtrell M. Six months of exclusive breast feeding: how good ist he evidence? BMJ 2010; 342: c5955

Fisher J. First-trimester screening: dealing with the fall-out. Prenat Diagn 2011; 31 (1): 46–49

Friebe R. Vitamine. Pillen mit schädlicher Wirkung? Geo Wissen Nr. 42 – 11/08 »Sanfte Medizin«. http://www.geo.de/GEO/heftreihen/geo_wissen/58847.html

Friedman S., Resnick P. Postpartum depression: an update. Womens Health 2009; 5: 287–295

Friese K. et al. BabyCare gesund & schwanger. Das Vorsorgeprogramm für eine gesunde Schwangerschaft. FB+E, Stuttgart 2007

Gabbe S. G. et al. Promoting health after gestational diabetes: a National Diabetes Education Program call to action. Obstet Gynecol 2012; 119 (1): 171–176

Gagnon A. J. Individual or group antenatal education for childbirth/parenthood. Cochrane Database Syst Rev 2000; 4: CD002869

Garcia J. et al. Women's views of pregnancy ultrasound: a systematic review. Birth 2002; 29 (4): 225–250

G-BA (Gemeinsamer Bundesausschuss). Mutterschafts-Richtlinien: Richtlinien des Bundesausschusses der Ärzte und Krankenkassen über die ärztliche Betreuung während der Schwangerschaft und nach der Entbindung in der Fassung vom 10.12.1985, zuletzt geändert am 15.12.2011, veröffentlicht im Bundesanzeiger Nr. 124, S. 2894, in Kraft getreten am 03.03.2012. http://www.g-ba.de/informationen/richtlinien/19/

Geissbühler V. et al. Geburtsängste in der Schwangerschaft – Frauenfelder Geburtenstudie. Geburtsh Frauenheilk 2005; 65: 873–880

Getz L. Ultrasound screening in pregnancy: advancing technology, soft markers for fetal chromosomal aberrstions, and unacknowledged ethical dilemmas. Soc Sci Med 2003; 56 (10): 2045–2057

Grabrucker M. Vom Abenteuer der Geburt. Fischer, Frankfurt a. M. 1989

Graf F. Kritik der Arzneiroutine bei Schwangeren und Kleinkindern. Sprangsrade, Ascheberg 2010

Gross U. et al. Toxoplasmose in der Schwangerschaft. Dt Ärztebl 2001; 49 (98): A3293–A3300

Haider B. A., Bhutta Z. A. Multiple-micronutrient supplementation for women during pregnancy. Cochrane Database Syst Rev 2006; 4: CD004905

Hales C. N., Barker D. J. P. Type 2 (non-insulin-dependent) diabetes mellitus: the thrifty phenotype hypothesis. Diabetologia 1992; 35: 595–601

Hall H. et al. Complementary and alternative medicine for induction of labour. Women Birth 2011 Apr 25 (Epub ahead of print)

Hall H. et al. Midwives' support für complementary and alternative medicine: a literature review. Women Birth 2012; 25 (1): 4–12

Hannah M. E. et al. Maternal outcomes at 2 years after planned caesaren section versus planned vaginal birth for breech presentation at term: the international randomized Term Breech Trial. Am J. Obstet Gynecol 2004; 191 (3): 917–927

HAPO Study Cooperative Research Group, Metzger B. E. et al. Hyperglycemia and adverse pregnancy outcomes. N. Engl J. Med 2008; 358 (19): 1991–2002

Hellmers C. Gewünschter und erlebter Geburtsmodus von Erstgebärenden. Die Hebamme 2005; 18: 79–82

Herman E. Vom Glück des Stillens. Hoffmann und Campe, Hamburg 2003

Herrmann S. Globulisierung des Kreißsaals. Süddeutsche Zeitung (SZ). 23.11.2011. http://www.sueddeutsche.de/gesundheit/alternativmedizin-die-globulisierung-des-kreisssaals-1 1197133

Hidas G., Raffai J. Nabelschnur der Seele. Psychosozial Verlag, Gießen 2006

Hildingsson I. et al. Few women wish to be delivered by caesarean section. Br J. Obstet Gynecol 2002; 109: 618–623

Hüther G., Krens I. Das Geheimnis der ersten neun Monate. Beltz, Weinheim 2008

Hurwitz S. Lilith. Die erste Eva. Eine Studie über dunkle Aspekte des Weiblichen. 5. Aufl. Daimon, Einsiedeln 2011

Husslein P., Langer M. Elective Sectio versus vaginale Geburt – ein Paradigmenwechsel in der Geburtshilfe? Gynäkologe 2000; 33: 845–856

Illich I. Entmündigung durch Experten. Rowohlt, Hamburg 1979

Illich I. Die Nemesis der Medizin. Die Kritik der Medikalisierung des Lebens. 5. Aufl. C. H. Beck, München 2007

Iovine V. Beim ersten Kind gibt's tausend Fragen. Alles, was Ärzte nicht sagen, Männer nicht wissen und nur die beste Freundin verraten kann. Stuttgart, Trias 2010

IQWiG (Institut für Qualität und Wirtschaftlichkeit im Gesundheitswesen). www.iqwig.de

P08-01: Aufklärung, Einwilligung und ärztliche Beratung zum Ultraschallscreening in der Schwangerschaft. 06.12.2011

S07-01: Aktualisierungsrecherche zum Bericht Screening auf Gestationsdiabetes. IQWiG-Bericht Nr. 104, 25.03.2010

Jahanfar S. Effects of restricted caffeine intake by mother on fetal, neonatal and pregnancy outcome. Cochrane Database Syst Rev 2009; 2: CD006965

Janus L. Affektive Lernvorgänge vor und während der Geburt. In: Janus L., Haibach S. (Hrsg.) Seelisches Erleben vor und während der Geburt. LinguaMed, Neu-Isenburg 1997

Janus L. Der Seelenraum des Ungeborenen. Walter, Düsseldorf 2000

Ji E. Effects of ultrasound on maternal-fetal bonding: a comparison of two- and threedimensionel imaging. Ultrasound Obstet Gynecol 2005; 25 (5): 473–477

Jonas H. Technik, Medizin und Ethik. Praxis des Prinzips Verantwortung. Suhrkamp, Frankfurt a. M. 1987

Jonas H. Das Prinzip Verantwortung. Suhrkamp, Frankfurt a. M. 2003

Jones G. et al. How many child deaths can we prevent this year? Lancet 2003; 362 (9377): 65–71

Kainer F. Eisenmangelanämie. Prophylaxe in Schwangerschaft und Wochenbett. Gyne 2011, 32: 4–8

Kalliomaki M. Probiotics in primary prevention of atopic disease: a randomised placebo-controlled trial. Lancet 2001; 357: 1076–1079

Kersting M. Assessment of breast feeding promotion in hospitals and follow-up survey of mother-infant pairs in Germany: the SuSe Study. Public Health Nutr 2002; 5: 547–552

Kohlhuber M. Breastfeeding rates and duration in Germny: a Bavarian cohort study. Br J. Nutr 2008; 99 (5): 1127–1132

Koletzko B. et al. Säuglingsernährung und Ernährung der stillenden Mutter – Konsensuspapier: Monatsschrift Kinderheilkunde. Heidelberg: Springer 2010; 158 (7): 679–689

Krahl A. Aktueller Forschungsstand zur Bedeutung der Geburtsvorbereitung. In: Bund Deutscher Hebammen (Hrsg.) Geburtsvorbereitung. Hippokrates, Stuttgart 2008

Kühnert M. Sectio caesarea: Ein harmloser Eingriff aus mütterlicher Sicht? Geburtsh Frauenheilk 2000; 60: 354–361

Kuhn J., Wildner M. Ethik in der Gesundheitsförderung und Prävention. Leitbegriffe der Gesundheitsförderung. BZgA, Köln o.J. www.bzga.de/leitbeg riffe/?uid=ce2ad037be48df6bd8d2b18a91c3611d&id=angebote&idx=99

Lalor J. Unexpected diagnosis of fetal abnormality: women's encounters with caregivers. Birth 2007; 34 (1): 80–88

Landon M. B. et al. A multicenter, randomized trial of treatment for mild gestational diabetes. N. Engl J. Med 2009; 361 (14): 1339_1348

Lange C. Verbreitung, Dauer und zeitlicher Trend des Stillens in Deutschland. Bundesgesundheitsbl – Gesundheitsforsch – Gesundheitsschutz 2007; 50: 624–633

Larsson A. Parental level of anxiety, sense of coherence and state of mind when choroid plexus cysts have benn identified at a routine ultrasound examination in the second trimesterof pregnancy: a case control study. J. Psychosom Obstet Gynaecol 2009; 30 (2): 95–100

Lauritzen C. Und hat ein Kind geboren. Schwangerschaft und Geburt im Spiegel der Literatur. Universitätsverlag, Ulm 1992

Leiber B. Zurückhaltung mit Eisenpräparaten in der Schwangerschaft angebracht. gyne 2001; 4: 11–12

Linseisen J. et al. Vitamin D und Prävention ausgewählter chronischer Krankheiten. DGE, Bonn 2011

Lippman S. M. et al. Effect of selenium and vitamin E. on risk of prostate cancer and other cancers: the Selenium and Vitamin E Cancer Prevention Trial (SELECT). JAMA 2009; 301 (1): 39–51

Lutz U., Kolip P. Die GEK-Kaiserschnittstudie. GEK-Edition, Bd. 42. Asgard Verlag Hippe, St. Augustin 2006

Maaz H.-J. Der Lilith-Komplex. Die dunklen Seiten der Mütterlichkeit. dtv, München 2009

Mahomed K., Gulmezoglu A. M. Vitamin D supplementation in pregnancy. Cochrane Database Syst Rev 2000; 2: CD000228. Update: Cochrane Database Syst Rev 2011; 2: CD000228

Makrides M. Marine oil, and other prostaglandin precursor, supplementation for pregnency uncomplicated by preeclampsia or intrauterine growth restriction. Cochrane Database Syst Rev 2006; 3: CD003402

Makrides M. Effect of DHA supplementation during pregnency on maternal depression and neurodvelopment of young children: a randomized controlled trial. JAMA 2010; 304 (15): 1675–1683

Martino D. Epigenetics and prenatal influences on asthma and allergic airways disease. Chest 2011; 139 (3): 640–647

Medizinischer Dienst der Spitzenverbände der Krankenkassen (Hrsg.) Zusatzdiagnostik in der Schwangerschaft: Toxoplasmose-Screening. Merkblatt. Essen 2003

Mihaila C. et al. Identifying a window of vulnerability during fetal development in a maternal iron restriction model. PLoS One 2011; 6 (3): e17483

Milman N. et al. Body iron and individual iron prophylaxis in pregnancy – should the iron dose be adjusted according to serum ferritin? Ann Hematol 2006; 85 (9): 567–573

Minnemann T. et al. Vitamin-D-Substitution. Die neue Leitlinie und ihre mögliche Anwendung in der täglichen Praxis. Frauenarzt 2011; 52 (10): 992–996

Mursu J. et al. Dietary supplements and mortality rate in older women: the Iowa Women's Health Study. Arch Intern Med. 2011; 171 (18): 1625–1633

O'Brien K. O. Prenatal iron supplements impair zinc absorption in pregnant women. J. Nutr 2000; 130 (9): 2251–2255

Papousek H., Papousek M. Intuitive parenting: a dialectic counterpart to the infant's integrative competence. In: Osofsky J. D. (Hrsg.) Handbook of infant development. Wiley, New York 1987

Peipert J. F. et al. Maternal age: an independent risk factor for cesarian delivery. Obstet Gynecol 1993; 81: 200–205

Pena-Rosas J. P., Viteri F. E. Effects and safety of preventive oral iron or iron-folic acid supplementation for women during pregnancy. Cochrane Database Syst Rev 2009; 4: CD004736

Perls T. Midddle-aged mothers live longer. Nature 1997; 389: 133

Pretorius D. Preexamination and postexamination assessment of parental-fetal bonding in patients undergoing 3-/4-dimensional obstetric ultrasonography. J. Ultrasound Med 2006; 25 (11): 1411–1421

Pretorius D. Parental artistic drawings of the fetus before and after 3-/4-dimensional ultrasonography. J. Ultrasound Med 2007; 26 (3): 301–308

Quassowsky K. et al. Promi-Mütter mit Narbe. Die Kaiserschnitt-Society. Bild-Zeitung. 19.12.2008. http://www.bild.de/ratgeber/gesund-fit/kaiserschnitt/prominente-kaiserschnitt-muetter-5792048.bild.html

Radtke K. M. et al. Transgenerational impact of intimate partner violence on methylation in the promoter of the glucocorticoid receptor. Transl Psychiatry 2011; 1: e21

Rauchfuss M. Psychosomatische Aspekte des Abortgeschehens. In: Stauber M. et al. (Hrsg.) Psychosomatische Geburtshilfe und Gynäkologie. Springer, Heidelberg 1999

Ritgen J. Ersttrimester-Screening oder Amniozentese? Gynäkologie + Geburtshilfe 2011; 16 (9): 16–20

Ritzinger P., Weissenbacher E. R. Später Kinderwunsch. Chancen und Risiken. Zuckschwerdt, Germering 2006

RKI (Robert Koch Institut). Epidemiologisches Bulletin Nr. 34/2011. 29.08.2011. http://www.rki.de/DE/Content/Infekt/EpidBull/Archiv/2011/34/Tabelle.html

rme. Schwangerschaft: Fischöl macht keine klügeren Kinder. aerzteblatt.de. 21.10.2012 www.aerzteblatt.de/nachrichten/43201

Rowe-Murray H. J., Fisher J. R. Operative intervention in delivery is associated with compromised early mother-infant interaction. BJOG 2001; 108 (10): 1068–1075

Rüschemeyer G. Fragen Sie bloß keinen Apotheker. Frankfurter Allgemeine Sonntagszeitung. 23.10.2011, Nr. 42, S. 63

Rumbold A., Crowther C. A. Vitamin E supplementation in pregnancy. Cochrane Database Syst Rev 2005; 2: CD004072

Rumbold A. et al. Vitamin supplementation for preventing miscarriage. Cochrane database of systematic reviews: Reviews 2011; 1: CD004073

Sandman C. A. et al. Prescient human fetuses thrive. Psychol Sci 2012; 23 (1): 93–100

Sesso H. D. et al. Vitamins E and C in the prevention of cardiovascular disease in men: the Physicians' Health Study II randomized controlled trial. JAMA 2008; 300 (18): 2123–2133

Schäfer-Graf U. et al. Gestationsdiabetes – praktische Umsetzung der neuen S3-Leitlinie. Frauenarzt 2011; 52 (10): 962–970

Scholl T. O. et al. Anemia vs iron deficiency: increased risk of preterm delivery in a prospective study. Am J. Clin Nurt 1992; 55 (5): 985–988

Schröder P. Public-Health-Ethik in Abgrenzung zur Medizinethik. In: Bundesgesundheitsbl – Gesundheitsforsch – Gesundheitsschutz 2007; 50 (2): 103–111

Schulze G. Die Erlebnisgesellschaft. Kultursoziologie der Gegenwart. 2. Aufl. Campus, Frankfurt a. M. 2005

Spork P. Der zweite Code. 2. Aufl. Rowohlt, Hamburg 2011

Statham H. Who worries thar something might be wrong with the baby? A prospective study of 1072 pregnant women. Birth 1997; 24 (4): 223–233

Stern D. N. et al. Geburt einer Mutter. Die Erfahrung, die das Leben einer Frau für immer verändert. Piper, München 2000

Stray-Pederson B., Stray-Pederson S. Etiologic factors and subsequent reproductive performance in 195 couples with a prior history of habitual abortion. Am J. Obstet Gynecol 1984; 148: 140–146

Sword W. et al. Is mode of delivery associated with postpartum depression at 6 weeks: a prospective cohort study. BJOG 2011; 118 (8): 966–977

Thaver D. et al. Pyridoxine (vitamin B_6) supplementation in pregnancy. Cochrane Database Syst Rev 2006; 2: CD000179

Tieu J. et al. Screening and subsequent management for gestational diabetes for improving maternal and infant health. Cochrane Database Syst Rev 2010; 7: CD007222

Torloni M. R. et al. Safety of ultrasonography in pregnancy: WHO systematic review of the literature and meta-analysis. Ultrasound Obstet Gynecol 2009; 33 (5): 599–608

UK National Screening Committee. Criteria for appraising the viability, effectivweness and appropriateness of a screening programme. o. J. http://www.screening.nhs.uk/criteria

Velandia M. et al. Onset of vocal interaction between parents and newborns in skin-to-skin contact immediately after elective cesarian section. Birth 2010; 37 (3): 192–201

Weissenborn A. Untersuchung in Berliner Geburtskliniken und Geburtshäusern über den Stillbeginn und mögliche Einflussfaktoren. Gesundheitswesen 2009; 71 (6): 332–338

Whitrow M. J. Effect of supplemental folic acid in pregnancy on childhood asthma: a prospective birth cohort study. Am J. Epidemiol 2009; 170 (12): 1486–1493

Woodcock A. Early life environmental control: effect on symptoms, sensitization, and lung function at age 3 years. Am J. Respir Crit Care Med 2004; 170: 433–439

Yalom M. Eine Geschichte der Brust. Marion von Schröder, Düsseldorf 1998

Zecca G. »All the rest is normal«. A pilot study on the communication between physician and patient in prenatal diagnosis. J. Psychosom Obstet Gynaecol 2006; 27 (3): 127–130

Zehn Schritte: Der babyfreundliche Weg. Stand: Juni 2010. http://www.baby-freundlich.org/uploads/media/Plakat_10Schritte_2010-07.pdf

Ziaei S. et al. A randomised placebo-controlled trial to determine the effect of iron supplementation on pregnancy outcome in pregnant women with haemoglobin > or = 13 2 g/dl. BJOG 2007; 114 (6): 684–688

Über die Autorin:

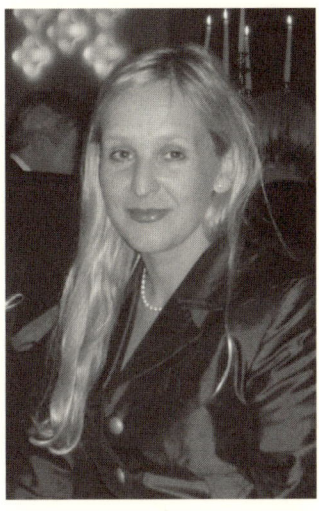

Prof. Dr. med. Jael Backe, geboren 1965, ist niedergelassen in einer eigenen Praxis für Frauenheilkunde, Medizinische Genetik und Psychotherapie in Würzburg. Seit 1999 lehrt sie außerdem an der dortigen Julius-Maximilians-Universität. Ihre derzeitigen Forschungsschwerpunkte liegen u.a. auf interdisziplinären Themen wie „Arzt-Patient-Beziehung" und „Prävention als ärztliche Aufgabe". Sie ist verheiratet und lebt mit Ihrem Mann in Würzburg.

Der Weltbestseller für alle werdenden Eltern

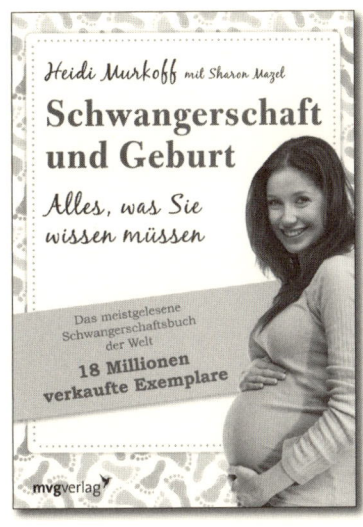

560 Seiten
Preis: 22,00 € (D) | 22,70 € (A)
ISBN 978-3-86882-225-0

Heidi Murkoff

SCHWANGERSCHAFT UND GEBURT

Alles, was Sie wissen müssen

Dieses Buch enthält alles, was werdende Eltern wissen wollen und müssen.

Verständlich, einfühlsam und mit einer Prise Humor werden die neuesten Entwicklungen in der Geburtshilfe sowie die praktischen, körperlichen, emotionalen und sexuellen Aspekte der Schwangerschaft erklärt.

Randvoll mit fundierten Informationen, praktischen Tipps und wichtigen Hinweisen wird dieser unentbehrliche Ratgeber jede offene Frage werdender Eltern beantworten können.

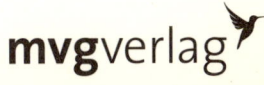

Das lustigste Buch über Schwangerschaft

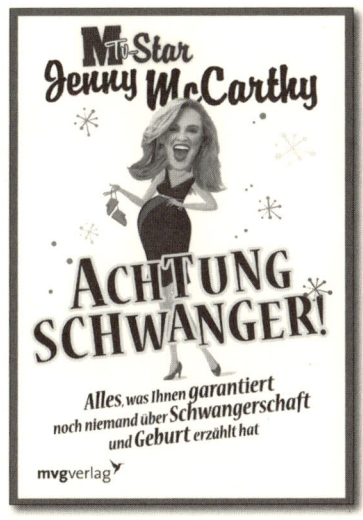

200 Seiten
Preis: 12,99 € (D) | 13,40 € (A)
ISBN 978-3-86882-228-1

Jenny McCarthy

ACHTUNG SCHWANGER!

Alles, was Ihnen garantiert noch
niemand über Schwangerschaft
und Geburt erzählt hat

Man ist nicht einfach nur schwanger! Die Liste der Nebenwirkungen ist unendlich lang: Wadenkrämpfe, Rückenschmerzen, verschwommene Sicht, Verstopfung, Hämorrhoiden, Besenreiser und die »Linea nigra«.

Selbstironisch, erschreckend offen und unglaublich lustig schildert sie ihre Erfahrungen in der Schwangerschaft und lässt wirklich kein noch so pikantes Detail aus. Dieses Buch erklärt alles, was in der Schwangerschaft wirklich wichtig ist, was Sie brennend interessiert und was Sie nie zu fragen wagten.

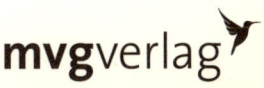

Gestern roter Teppich – heute Mami

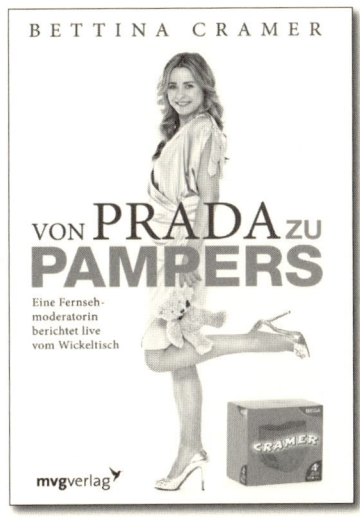

288 Seiten
Preis: 17,99 € (D) | 18,50 € (A)
ISBN 978-3-86882-223-6

Bettina Cramer
VON PRADA
ZU PAMPERS
Eine Fernsehmoderatorin
berichtet live vom Wickeltisch

Wie für alle frisch gebackenen Mütter hat sich das Leben von Bettina Cramer um 180 Grad gedreht, seit ihre Wunschkinder auf der Welt sind. War sie bisher auf dem roten Teppich und in der glitzernden Fernsehwelt zu Hause, besteht der Großteil ihres Tagesablaufs jetzt vor allem daraus, ihre Zwillinge Carla und Luis großzuziehen. Dabei ergeht es ihr so wie den meisten Müttern. Sie kämpft mit Schreiattacken, Essensverweigerung, durchwachten Nächten, vermisst die Anerkennung und Selbstverwirklichung in ihrem Job – und möchte die beiden Kinder dennoch nie im Leben wieder hergeben. Bettina Cramer erzählt charmant, witzig und emotional von all den Dingen, die viele Mütter erleben.

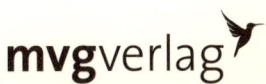